DU FRACTIONNEMENT

DES

OPÉRATIONS CÉRÉBRALES

ET EN PARTICULIER DE LEUR DÉDOUBLEMENT

DANS LES PSYCHOPATHIES

PAR

Le Dr Gabriel DESCOURTIS

PARIS

A. PARENT, IMPRIMEUR DE LA FACULTÉ DE MÉDECINE

A. DAVY, successeur

31, RUE MONSIEUR-LE-PRINCE, 31

1882

DU FRACTIONNEMENT

DES OPÉRATIONS CÉRÉBRALES

ET EN PARTICULIER DE LEUR DÉDOUBLEMENT

DANS LES PSYCHOPATHIES

DU FRACTIONNEMENT

DES OPÉRATIONS CÉRÉBRALES

ET EN PARTICULIER DE LEUR DÉDOUBLEMENT

DANS LES PSYCHOPATHIES

———

Nous nous sommes proposé, dans ce travail, de démontrer que les conditions d'unité et d'harmonie, nécessaires au fonctionnement régulier du cerveau et à l'état de sanité de l'esprit, peuvent être anéanties d'une façon passagère ou durable. De sorte qu'il y a des fractionnements divers des opérations cérébrales : celles-ci se dédoublent, se manifestent isolément, et constituent une véritable anarchie des sentiments, des idées, des conceptions ou des volitions, non seulement chez l'individu lui-même, mais encore dans ses rapports avec les autres hommes.

Cet état complexe du morcellement des opérations cérébrales se présente avec des degrés et sous des aspects va-
riables, depuis la simple suggestion de l'individu qui se
sent possédé d'une idée fausse et qui ne peut s'en défaire,
jusqu'aux formes les plus complexes, telles que celles de la
double conscience, dont l'observation de Félida, rapportée
par M. le professeur Azam, est l'un des types les plus remarquables, en passant par tous les phénomènes intermé-
diaires de dédoublement proprement dit.

Avant d'aborder les conditions qui touchent directement
à la pathologie, nous allons jeter un rapide coup d'œil sur
les conditions normales du fonctionnement dynamique du
cerveau, sur la façon dont les différents appareils qui le
constituent entrent en jeu et sur les lois générales de sa vitalité organique.

I

L'étude anatomique de la masse encéphalique présente,
quand on la considère d'ensemble, un double point de vue.
D'une part, des causes puissantes semblent entraîner la
multiplicité et la diversité de ses actions, et d'autre part
des causes d'un ordre différent, mais supérieures en général, concourent à leur unité.

La diversité et l'indépendance fonctionnelles peuvent se
caractériser par la division : 1º du cerveau en deux hémisphères ; 2º de ces hémisphères en lobes secondaires ; 3º de
ces lobes secondaires en lobules et circonvolutions, qui, chose
bien remarquable, ne sont jamais disposés d'une manière
identique du côté gauche et du côté droit. En effet les dis-

semblances des deux hémisphères constituent l'un des points anatomiques les mieux établis de notre époque (1).

On sait encore que l'hémisphère gauche est ordinairement le plus développé, que c'est chez lui de préférence qu'on voit apparaître des circonvolutions supplémentaires, et que, dans la grande majorité des cas, il y a inégalité de poids entre lui et son congénère, avec supériorité pour lui.

Si nous pénétrons à l'aide du microscope dans l'intimité du tissu cérébral, nous y retrouvons encore des témoignages inconstestables qui plaident en faveur de l'indépendance fonctionnelle, dans ces milliers de cellules, qui toutes ont une vie à part, une activité propre, et, l'on pourrait dire, des sensibilités différentes.

Comme contre-partie de tous ces détails qui nous montrent des différences anatomiques fondamentales, impliquant par celà même des différences physiologiques, nous voyons qu'entre les éléments multiples et en apparence si indépendants les uns des autres, il y a néanmoins des traits d'union, des liens multiples qui les rassemblent, les groupent, et font d'eux les agents actifs de cette admirable unité qui constitue le cerveau en action. C'est ainsi que l'hémisphère gauche et l'hémisphère droit sont reliés en partie par tout un système de fibres transversales,

(1) Il suffit, pour se convaincre de l'inégalité morphologique de ces deux parties, de répéter l'expérience de notre savant maître, M. le Dr Luys. — « Sur une coupe fraîche du cerveau, soit horizontale, soit verticale, qu'on applique une feuille de papier à calquer, et qu'à l'aide d'un pinceau à encre de Chine on suive le profil des sinuosités de l'écorce sur tout un lobe, et qu'on retourne cette feuille en la pliant par le milieu, on verra d'une manière des plus nettes que jamais le tracé d'un lobe ne concorde avec celui de l'autre hémisphère. Preuve bien évidente que les plis du cerveau gauche n'ont pas les mêmes caractères que ceux du cerveau droit et qu'il y a une dissemblance flagrante entre la conformation des deux lobes.

appelées fibres commissurantes, qui associent les unes
aux autres les parties similaires de chacun d'eux.
C'est ainsi que dans le groupement si complexe des circonvolutions, il en est certaines qui jouent le rôle de véritables appareils de concentration (circonvolutions frontale
et pariétale ascendantes, lobule paracentral, pli courbe,
etc.). C'est encore ainsi que des circonvolutions de voisinage
sont réunies entre elles à leur base par des faisceaux de fibres curvilignes signalées par Gratiolet, et qui forment
ainsi de véritables anastomoses entre les régions voisines
et créent de proche en proche une sorte de fédération de
tous les éléments de la substance grise.

Enfin si nous avons recours à l'étude histologique de l'é-
corce, nous sommes frappé des anastomoses infinies qui
existent entre toutes ses cellules, du riche réseau de leurs
prolongements qui les associent les unes aux autres dans tous
les sens, si bien que de haut en bas, d'avant en ar-
rière, de dehors en dedans, on peut dire que tous les éléments de l'écorce communiquent entre eux, et que l'ébran-
lement, qui vient à se produire dans un point, se propage
dans les régions les plus opposées.

Nous sommes donc amené à dire que, à l'état normal,
si d'une part certaines régions du cerveau peuvent avoir
une action indépendante, d'autre part cette indépendance
n'est pas absolue, et qu'il y a toujours une certaine solida-
rité d'action sous-jacente dans toutes les opérations cérébrales.

Ce double caractère, que nous venons de signaler dans la
constitution neurologique de l'appareil cérébral, se re-
trouve encore dans la répartition des éléments vasculaires
qui le font vivre. En effet nous voyons encore dans l'étude
de la circulation cérébrale, des conditions spéciales qui

concourent, les unes à rendre uniforme l'irrigation vascu-
laire, les autres à en faire des départements isolés dans
certains territoires.

C'est ainsi que nous notons ces anastomoses remarquables de la base de l'encéphale, qui font communiquer non
seulement les cérébrales antérieure, moyenne et postérieure, mais encore le système du côté gauche avec le côté
droit. Si bien que les gros troncs déversent le sang d'une
façon synchrone dans les diverses régions de l'appareil.

D'un autre côté, au point de vue de l'indépendance circulatoire, nous trouvons ces particularités des plus remarquables, qui ont été mises en saillie surtout dans ces
dernières années: 1° Les artères cérébrales antérieure,
moyenne et postérieure se répartissent dans certains territoires isolés de l'écorce du cerveau. Elles ont là une aire de
distribution indépendante, et sont toutes terminales,
c'est-à-dire qu'elles ne communiquent que par des capil-
laires avec les réseaux voisins. Elles ne peuvent donc pas
se suppléer, si bien que lorsqu'un spasme, lorsqu'un obstacle matériel quelconque oblitère un vaisseau, immédiatement une portion du cerveau devient exsangue. Le silence se fait localement, et, à cet endroit, toute activité cesse
de se manifester ; 2° L'indépendance du réseau capillaire
qui se distribue dans l'écorce, par rapport à celui qui se
répartit dans les noyaux centraux, vient encore montrer
comment, dans des circonstances particulières, certaines
régions peuvent rester frappées d'ischémie et d'autres con-
tinuer à vivre normalement (1).

(1) Il est bien certain, en outre, que les conditions de circulation ne
sont pas absolument identiques à gauche et à droite. A gauche, la ca-
rotide primitive naît de l'aorte et la continue en ligne presque directe ;
en outre, son calibre est plus considérable (de Fleury). A droite, elle
naît du tronc brachio-céphalique ; il est tout à fait exceptionnel qu'elle

Ces considérations nous permettent donc d'admettre, au nom de l'anatomie et de la physiologie, qu'à un moment donné il peut y avoir dans la circulation cérébrale des troubles spéciaux, modifications vaso-motrices, capables d'arrêter localement la circulation et la vitalité d'un groupe de cellules. Elles nous permettent en même temps de dire que, si les troubles vasculaires peuvent se manifester d'une manière locale, entraînant à leur suite l'ischémie, la suspension fonctionnelle des cellules nerveuses privées de leurs éléments nutritifs, ils peuvent pareillement entraîner des phénomènes d'hyperhémie localisée dans tel ou tel point, et par suite un état d'éréthisme de tel ou tel groupe de cellules, qui devient par cela même un foyer d'activité morbide.

Tout porte donc à croire, comme nous cherchons à le démontrer, que le fractionnement des opérations cérébrales est un phénomène réel, et qu'il a sa raison d'être dans la constitution anatomique du cerveau. Et c'est en nous appuyant sur ces données générales d'anatomie et de physiologie que nous passerons en revue certains phénomènes de la pathologie mentale qui jusqu'à ce jour ont peu attiré l'attention, et qui, grâce à ces considérations, rentrent dans la catégorie des phénomènes de la physiologie pathologique du cerveau.

naisse de l'aorte (Richet). Fréquemment, au contraire, on voit la vertébrale gauche prendre son origine immédiatement sur l'aorte (Sappey) et M. Pierret a démontré la prédominance du système vertébral gauche (Gaëtan Delaunay). Toutes ces conditions rendent la circulation plus active du côté gauche que du côté droit, et favorisent le développement de l'hémisphère gauche. Peut-être faudrait-il voir, dans cette supériorité de l'hémisphère gauche, affirmée surtout par les conditions différentes de la circulation sanguine, la raison pour laquelle tous les peuples sont droitiers, même ceux qui n'ont jamais eu aucun commerce avec les autres (Broca), et se servent par conséquent de préférence de eur hémisphère gauche.

II.

D'après ce que nous venons d'exposer, les manifestations cérébrales sont sous l'influence directe de l'irrigation sanguine qui donne aux cellules le mouvement et la vie.

Dans les conditions normales, les choses se passent ainsi que nous l'avons indiqué. A l'état de veille, le sang circule librement dans les vaisseaux, les échanges chimiques s'opèrent dans toute la masse de l'organe cérébral, et les activités du côté gauche et du côté droit sont confondues dans une stricte unité (1). Mais cette activité, comme toutes les manifestations de la vie, a ses limites. A la suite de l'effort vient la fatigue, et, à la fin du jour, la cellule cérébrale, qui a épuisé ses réserves, éprouve le besoin du repos, refuse le service et ne réagit plus en présence des incitations du dehors. C'est la période de collapsus qui se révèle et qui constitue l'état de sommeil. En même temps que cette fatigue se manifeste, l'irrigation sanguine faiblit du même coup, par un réflexe vaso-moteur, et lorsque le collapsus de toutes les cellules cérébrales se développe simultanément, la trame cérébrale devient ischémiée.

Cet état nouveau du cerveau ne se produit pas tous les soirs et à tous les moments de la nuit, d'une façon similaire et uniforme chez tous les individus et même chez un seul individu. L'ischémie peut très bien ne s'opérer que d'une façon incomplète. Et alors, tandis qu'une grande partie des territoires de l'écorce tombe dans l'inertie, il peut se faire que certains groupes de cellules, douées d'une irrita

(1) Nous verrons plus loin que par artifice cette unité peut être dédoublée.

bilité spéciale, ou ayant été fortement ébranlées pendant la veille, continuent à maintenir autour d'elles une irritation locale, un afflux de sang, et persistent à veiller alors que toutes leurs congénères sont endormies.

Il y a un phénomène du plus haut intérêt qui se révèle dans cet état de *rêve* et qui représente sous une forme atténuée, transitoire, un véritable fractionnement accidentel de l'activité cérébrale. Dans le rêve, en effet, une portion du cerveau engendre des sentiments, des conceptions, des actions motrices même (somnambulisme), d'une façon discordante et à l'insu de l'individu. Si bien que cette modalité nouvelle de l'état physiologique de l'homme qui dort, véritable cérébration automatique, fait comprendre et permet d'aborder par une transition naturelle des états psychopathiques spéciaux, que nous allons examiner, et qui se différencient du rêve en ce qu'ils sont permanents, tandis que celui-ci est fugace et transitoire.

Au fond, le mécanisme est le même. C'est une phase d'éréthisme d'un certain nombre de cellules nerveuses qui vibrent d'une façon indépendante. par territoires isolés, alors que leurs congénères sont silencieuses. Ce sont donc des preuves démonstratives de la thèse que nous soutenons, à savoir que le cerveau peut être frappé de fractionnement dans ses opérations.

EXPOSÉ DES FAITS.

Les observations que nous avons réunies, sans être absolument identiques, présentent toutes un caractère constant, c'est qu'elles montrent la sécession de certains départements du cerveau, qui, retirés de la fédération commune, vivent à part, jouissent d'une autonomie propre, et jettent le trouble et le désordre dans les manifestations fonctionnelles de l'organe.

Pour faciliter l'exposition des faits, nous avons cherché à les grouper suivant leurs analogies et en allant des plus simples aux plus compliqués. Dans les faits du premier groupe, on voit que l'harmonie du fonctionnement cérébral a disparu ; des activités partielles se développent et se heurtent entre elles. Puis, par nuances insensibles, la dualité s'accuse de plus en plus, jusqu'au moment où l'individu arrive à se sentir nettement double : ces faits seront rangés dans le second groupe. Il est donc permis de croire que, selon les cas, la région qui fonctionne indépendamment des autres peut être très limitée, ou bien correspondre à un assez vaste territoire ou même à tout un hémisphère.

PREMIER GROUPE DE FAITS

M. R..., âgé de 29 ans, entré à la Maison de santé le 16 novembre 1877. Il est de taille moyenne, d'une bonne santé physique, mais son intelligence assez limitée ne lui a permis d'embrasser aucune carrière. Il est atteint, aux termes de son certificat d'admission, de délire hypochondriaque avec idées de persécution e excitation.

En effet, dès son arrivée, il se montre en proie à des idées hypochondriaques. Il passe ses journées à s'examiner, à s'écouter vivre. Il voudrait qu'on lui dise s'il est malade, s'il doit prendre tel remède plutôt que tel autre, si la potion qui lui est prescrite lui sera utile, s'il ne ferait pas mieux d'en laisser une partie. Au moment des repas il est encore plus préoccupé. Doit-il ou ne doit-il pas manger? Placé dans cette alternative, incapable qu'il est de se décider dans un sens plutôt que dans l'autre, il résiste à tous les efforts de son entourage et s'alimente mal, d'une façon capricieuse et irrégulière. Puis il s'informe du nombre de jours que doit durer le traitement. Pourquoi l'a-t-on mis ici? Ne serait-ce pas pour le rendre fou?... Il faut cependant qu'il se marie. Mais qu'elle femme prendra-t-il?... Il est hors d'état de faire un choix par lui-même : il le sent, et, alors, dans le doute, il prie son médecin de l'aider dans ses recherches.

D'autres idées remplacent bientôt celle-là. Il veut à tout prix quitter la maison. Lui demande-t-on pourquoi, il ne sait que répondre. Il n'a jamais réfléchi à ce qu'il ferait après sa sortie, ou, s'il s'est posé cette question, il n'a pas pu la résoudre. Ce n'est certes pas pour rejoindre sa famille : il n'en parle jamais et ne parait préoccupé que de ce qui le touche personnellement. A plusieurs reprises on l'a engagé à écrire à sa mère et à ses parents. Mais, outre l'indifférence, il y a chez lui une véritable incapacité. Tout lui est difficile. Prendre la plume, rassembler ses idées et les traduire sur le papier, voilà plus d'obstacles qu'il n'en faut pour l'arrêter : obstacles dérisoires pour un autre, insurmontables pour lui. Aussi n'est-il presque jamais arrivé à terminer une lettre, et quand, par hasard, il en avait achevé une, c'était pour la déchirer immédiatement.

Lorsqu'on lui parle, il passe par plusieurs phases successives et contradictoires avant de répondre. Tout d'abord il reste silencieux, mais parait ému, tourmenté. Il s'agite sur sa chaise, tourne et retourne la tête, cherche des yeux un appui, un soutien, soit dans le monde extérieur, soit dans son interlocuteur lui-même. Il lance alors un mot, commence une phrase, puis retombe aussitôt dans son silence. Enfin la parole sort brève, saccadée, pleine de colère et de menaces, et son vocabulaire se ressent de la lutte qu'il a dû soutenir.

Dans tous ses actes, il n'est pas moins troublé, moins indécis.

Voyons-le lorsqu'il est arrêté et qu'on le sollicite à se promener !
Il hésite d'abord, se remue, piétine un instant sur place ; enfin il
part. Mais il part dans une sorte d'élan, ses pas sont précipités
et il va, va, sans s'arrêter. Les obstacles, il les évite à peine ! Les
personnes, il les bouscule ! Parti, il lui est aussi difficile de s'arrêter, qu'il lui a été difficile de se mettre en route. Aussi marchera-
t-il pendant des heures, toujours dans le même sens, toujours
du même pas, et souvent sans qu'aucune prière, sans qu'aucune
menace soit capable de l'influencer. Pour mettre fin à cette course
désordonnée, il est nécessaire parfois d'employer la force.

S'agit-il pour lui de se mettre au lit, de prendre un bain ? il hésite et semble ne pas savoir quelle est la jambe qu'il avancera la
première, sur quel côté il se couchera, et, même après l'acte ac-
compli, il ne sait s'il a eu raison de se résoudre dans tel ou tel
sens, si le contraire n'aurait pas été préférable. Il est poursuivi
par cette pensée, par une espèce de remords et alors il se tourne,
se retourne dans son lit, change de position, se relève et restera
souvent pendant des heures debout, en chemise, exposé aux in-
tempéries des saisons, si toutefois on ne l'oblige pas à se coucher.

Nous nous trouvons donc en présence d'un malade qui
sans cesse veut et ne veut pas, et qui, par cette bizarre disposition d'esprit, se trouve tout porté à se tourmenter, à
craindre pour sa santé, à se demander si on ne cherche pas
à lui nuire, à s'exciter enfin d'une façon subite, mais passagère. La lésion de la volonté serait donc primitive,
croyons-nous, et le délire hypochondriaque, le délire de
persécution ne seraient que secondaires. Ce qui tendrait
à le prouver, c'est que depuis quatre ans qu'il est interné,
M. R... n'a éprouvé presque aucun changement dans sa
situation. Les symptômes tendent toutefois à devenir
moins nets, et l'affaiblissement intellectuel a fait quelques
progrès. Les idées de persécution et les idées hypocondria-
ques ont disparu en grande partie. Il ne reste plus que les
désordres de la volonté, avec des accès subits d'excitation
qui peuvent aller jusqu'à des voies de fait.

Dans l'observation suivante, il s'agit d'un cas analogue, mais qui n'atteint pas le degré de netteté du premier.

Mlle M..., âgée de 25 ans, entre à la Maison de santé le 26 avril 1881. Son père paraît avoir succombé à une ataxie locomotrice; sa mère vit encore et jouit d'une bonne santé. Elle-même n'a fait aucune maladie antérieure. Elle était seulement volontaire, fantasque, riait ou pleurait sans motif et restait toujours désœuvrée. Une vive émotion, survenue il y a sept ans, fut suivie de quelques troubles mentaux. Ils avaient disparu, quand, au mois de novembre 1880, un accident de voiture lui causa une frayeur extrême et détermina la suppression des règles. Elle parut ennuyée, ne s'intéressa plus à rien, refusa de sortir et passa ses journées dans une inactivité presque absolue. En même temps on remarqua chez elle une indécision de tous les instants. Elle n'avait reçu presque aucune éducation religieuse et cependant elle se mit à croire qu'elle ne priait pas assez. « N'est-ce pas, disait-elle à sa mère, j'aurais dû prier?... Si j'avais prié, j'aurais été sauvée?... Faut-il que je prie? » Bientôt elle vécut dans la crainte continuelle de l'enfer, et lorsqu'elle eut manifesté le désir d'en finir avec la vie, on l'amena à la Maison de santé.

Au mois de juin elle paraît plus que jamais en proie à ses terreurs superstitieuses. Elle ne fait que prier et parler de prier. Son état s'aggrave; elle ne mange plus volontairement et l'on est obligé de recourir à la sonde œsophagienne. Ce qui frappe, chez elle, quand on l'examine de près, c'est son indécision; elle est beaucoup plus accusée que précédemment. S'agit-il de manger? Elle regarde d'abord ses aliments, puis se tourne vers une personne de son entourage : « Faut-il manger? dites! » Après avoir fait la même question plusieurs fois, elle se hasarde à prendre une bouchée de nourriture, mais aussitôt un revirement se produit dans son esprit. « Il ne fallait pas manger! Je n'aurais pas dû manger! » et aussitôt elle prend un ton larmoyant et pousse quelques cris comme pour pleurer. A chaque tentative on obtient le même résultat, et chaque jour la même scène se reproduit. Quand par hasard elle est arrivée à manger tout ce qu'on lui a présenté, elle paraît désespérée, pousse des cris plaintifs et gémit : « Je n'aurais pas dû manger! n'est-ce pas? ce n'était pas sauveur? » Au contraire quand on la quitte sans avoir obtenu d'elle qu'elle prît quelque chose, elle se désespère encore : « J'aurais dû manger ! Il fallait manger ! C'était sauveur ! »

Elle croit ainsi que le moindre de ses actes peut ou non la sauver. De là des doutes, des hésitations quand il s'agit de se remuer, de changer de place, de se coucher, de se lever, de se mettre au bain ; de là aussi des luttes lorsqu'on l'oblige à suivre une direction donnée. Aussi, comme beaucoup d'hystériques, elle ne procède que par contradictions. Elle refuse et réclame alternativement, et à grands cris, la même chose. Elle demande à manger, à s'asseoir, et immédiatement elle ne veut plus le faire. Il lui est presque impossible d'émettre une parole, d'accomplir un acte, sans qu'une parole ou un acte opposés viennent aussitôt en détruire l'effet. Et elle le fait, parce qu'elle ne peut faire autrement. On voit qu'elle en souffre, et souvent d'abondantes larmes témoignent de sa lutte intérieure.

Peu à peu les symptômes s'amendèrent, mais l'indécision persista la dernière. Mlle M... est sortie guérie le 6 novembre 1881.

Dans ce cas, analogue au précédent, il semble que l'impossibilité, pour le sujet, de se résoudre dans un sens plutôt que dans l'autre, de choisir entre deux alternatives opposées, ait constitué l'un des symptômes principaux de la maladie, et lui ait imposé son cachet particulier. En effet, cette indécision continuelle ne provenait pas d'une faiblesse intellectuelle congénitale, mais d'une lutte active de l'individu contre lui-même, et, si l'on peut ainsi dire, d'une incoordination générale de ses opérations cérébrales.

On trouve, dans les auteurs, quelques exemples analogues, mais nous n'en avons rencontré aucun qui fut aussi net et aussi persistant que le premier que nous avons cité. Il est toutefois permis de se demander si bon nombre de cas d'hystérie ne proviennent pas, du moins dans leurs manifestations extérieures, du même trouble cérébral primitif.

Dans le même ordre d'idées, il peut arriver que la lésion de la volonté soit isolée de tout autre phénomène morbide,

Descourtis  2 et que le malade ait conscience de son état, mais soit incapable d'y remédier. Carpenter (1) en cite un exemple très net.

« Un gentleman, dit-il, se trouvait fréquemment hors d'état d'accomplir ce qu'il désirait faire. Souvent en essayant de se déshabiller il était deux heures avant de pouvoir quitter son paletot. Toutes ses facultés, la volonté exceptée, étaient intactes. En une occasion, ayant demandé un verre d'eau, on le lui présenta sur un plateau, mais il ne put le prendre, quoiqu'il fût désireux de le faire. Et il tint le domestique debout devant lui pendant une demi-heure, au bout de laquelle l'obstacle fut surmonté. »

Il y a longtemps qu'Esquirol a fait observer que certains lypémaniaques sont impuissants à exécuter l'objet de leur désir.

Un ancien magistrat, dont il rapporte l'histoire (2), très distingué par son savoir et la puissance de sa parole, à la suite d'une maladie mentale assez grave, refusait de rentrer dans le monde, de voyager, de s'occuper de ses affaires. Sa conversation était aussi raisonnable que spirituelle, mais quand on l'engageait à faire acte de spontanéité: « Je sais que je le devrais, répondait-il, mais faites que je puisse vouloir de ce vouloir qui détermine et exécute. Il est certain que je n'ai de volonté que pour ne pas vouloir, car j'ai toute ma raison. Je sais ce que je dois faire, mais la force m'abandonne quand je devrais agir. »

Mme X..., dont l'observation nous a été communiquée par M. Luys, arrrivée à l'âge de retour, se faisait remarquer par l'immobilité de ses traits, les mouvements automatiques de ses lèvres, les tressaillements de la région sous-orbitaire de la face. Elle remuait sans cesse les mains, ne pouvait rester en place. Son indécision était complète : prendre un parti, se résoudre dans un sens donné était chose impossible pour elle. Cet état l'inquiétait : « Je m'habille pour sortir, disait-elle, et en même temps

(1) Carpenter, Mental physiology, p. 385, sixth edition.
(2) Esquirol. Maladies mentales, t. I, p. 421.

j'en suis fâchée et je reste immobile ; on est obligé de me pousser dehors. Je suis incapable d'entrer dans un magasin, ou, si j'y entre, je ne puis choisir aucune étoffe ; je reste inerte et n'ai que trop le sentiment de la position ridicule qui en résulte pour moi : l'on me prend pour une idiote. Aussi ma garde-robe en souffre et j'arrive à n'avoir plus de vêtements.... Je sens qu'*il y a deux personnes en moi*, deux volontés, et ces deux volontés successives se contrebalancent et me font rester en place. »

Telle est cette malade qui vit en lutte continuelle avec elle-même. Elle se sent hors d'état de diriger sa maison, de commander, et trouve par suite que le suprême bonheur consiste à vivre chez les autres, à n'être pas obligée d'avoir une volonté. Enfin, bien qu'ayant une connaissance parfaite de son état, elle ne peut se décider à suivre un traitement.

M. Billod nous montre un ancien notaire dans une situation analogue (1). A la suite d'une sorte de mélancolie, il recouvra toutes ses facultés et la volonté resta seule malade. Lui propose-t-on de sortir, de chercher une distraction, il répond qu'il ne le désire pas, mais que, le désirât-il, il ne pourrait le vouloir. Peu à peu le désir lui revient, mais l'exécution est impossible. Obligé un jour de signer une procuration qu'il avait écrite en entier, il se trouve incapable de parapher. Pendant trois quarts d'heure, il reste aux prises avec cette volonté rebelle, et n'arrive à faire son paraphe qu'après avoir sué sang et eau, et après des tentatives infructueuses cent fois renouvelées. Peu de temps après, il pense à sortir après le dîner pour visiter Marseille où on l'a amené. Pendant cinq jours de suite, après avoir pris son chapeau, il se tient debout et se dispose à sortir, mais, vain espoir ! sa volonté ne peut commander le mouvement à ses jambes. Après cinq jours enfin, il fait un dernier effort, parvient à sortir et rentre cinq minutes après, suant, haletant, comme s'il eut franchi une espace de plusieurs kilomètres. — Puis il s'embarque, mais après des peines inouïes ; il refusait absolument de faire un voyage ordonné

____

(1) Billod. Maladies mentales, t. 1, p. 175.

pour sa santé, s'effrayant d'avance à l'idée de se trouver avec sa volonté malade dans un pays étranger. — Nous le retrouvons à Rome, où il se prépare à sortir le jour de la Saint-Pierre. Pour se mettre en garde contre ses hésitations continuelles, il se lève de grand matin, se rase, s'habille, se gante : impossible de sortir et d'assister à la cérémonie ! L'heure se passe et il est encore à la même place. « Croirait-on, disait-il, à une semblable affection ? Je suis évidemment mon propre prisonnier. » Et quand on lui donnait un conseil : « Vous avez raison, ce serait bon, je le devrais, je le désirerais, mais comment le vouloir ? »

Cette observation abrégée montre bien encore la persistance de la conscience chez un individu pour lequel toute la maladie consiste dans une impuissance de la volonté (1). Sollicité également dans un sens et dans l'autre, toujours en lutte avec lui-même, il ne peut exécuter ce qu'il se propose. C'est d'ailleurs ce que nous avons vu dans les autres observations, avec cette différence que le malade est incapable, tantôt de prendre un parti, tantôt, plus simplement, d'exécuter ce qu'il s'est proposé. Chez ce malade, comme chez celui de Carpenter, c'est uniquement de ce dernier cas qu'il s'agit.

Impulsions avec conscience. — Il existe un autre trouble de la volonté qui se traduit en apparence par une exagération de cette faculté, bien qu'il n'en soit encore qu'une impuissance. Nous voulons parler de l'irrésistibilité dans les paroles et dans les actes, avec intégrité de la conscience. Ici encore nous voyons deux forces contraires solliciter le

---

(1) Détail curieux, chaque fois que ce malade faisait une promenade en voiture, il devenait gai, causeur, oubliait ses préoccupations et ses indécisions, et ce changement était d'autant plus complet que la voiture était plus dure, la route plus mauvaise. Au contraire, pendant la traversée qu'il fit à bord d'un navire, le trouble mental ne fut pas modifié.

malade, et, tandis qu'il se rend parfaitement compte des actes qu'il commet et que sa raison réprouve, tandis que d'un côté il fait tous ses efforts pour résister à ses tendances fâcheuses, de l'autre il s'y abandonne sans retenue, par une sorte d'automatisme cérébral incoercible.

Dans l'exposé des faits, nous prendrons des exemples gradués qui montrent le phénomène impulsif se manifestant tout d'abord par des paroles involontaires, puis par des actes plus complexes et même par des actions réputées crimes, accomplies, ainsi que le disent les malades, d'une façon indépendante de leur volonté.

Une malade exprimait à sa belle-sœur son étonnement d'avoir été enfermée dans un asile. (1) «... Malheureusement pour moi, je disais quelques paroles contre ma volonté; je disais *briruit*, sans savoir si ce mot signifie quelque chose; j'en étais désolée. J'ai dit à Perrette, ma domestique, que je parlais malgré moi et que j'étais comme ensorcelée. Quand j'ai été ici, ce *viol de parole* a augmenté beaucoup; j'en étais dans le plus grand désespoir ; maintenant je ne parle presque plus malgré moi, mais il faut que cela se passe tout à fait pour que je puisse retrouver ma famille. Je me recommande à tes prières. La dernière fois que je t'ai vue, la puissance de Dieu faisait déjà un *viol sur mes paroles*. Intérieurement j'avais beaucoup de chagrin des reproches que je te faisais. »

Les paroles que prononcent les malades contre leur volonté, ne sont pas toujours si indifférentes que dans le cas précédent. Elles ne se bornent même pas aux reproches et peuvent consister en injures, en menaces, en propos obscènes. Le regret qu'en éprouvent ces malheureux est facile à comprendre et se révèle dans leur tenue, leur maintien, l'inflexion de leur voix.

M. Billod rapporte (2) qu'une marquise bien connue dans un

(1) Annales méd. psych., 5e s. t. II, p. 424.
(2) Billod. Maladies mentales, t. I, p. 219.

des environs de Paris, éminemment remarquable par les nombreuses et brillantes qualités de son cœur et de son esprit, se sentait irrésistiblement poussée à exécuter certains mouvements et à proférer certains mots qu'elle ne pouvait absolument pas retenir. Elle en éprouvait une grande douleur et cependant ne pouvait s'empêcher parfois de crier, d'imiter l'aboiement d'un chien, de pincer ou de donner un coup de pied à son voisin. Au milieu d'une conversation où elle faisait briller toutes les grâces de son esprit, elle s'interrompait quelquefois et coupait une phrase qu'elle reprenait ensuite, pour adresser à quelqu'un de la société une épithète inconvenante toujours, obscène souvent. L'émission de cette parole s'accompagnait évidemment d'une lutte que prouvaient du reste la rougeur pudique du visage, l'abaissement des yeux, l'air interdit et confus de cette pauvre dame, et la saccade enfin avec laquelle elle lançait ce mot, qui, quelque temps retenu par un effort de volonté, s'échappait ensuite comme la flèche par un jeu d'élasticité de la corde sous-tendue. Ainsi, après avoir dit : *Vous êtes un....* elle restait, un certain temps employé à la lutte, à l'effort, sans prononcer le mot injurieux, qui bientôt était chassé comme par un élan...

Sulzer parle aussi d'un homme très intelligent et instruit qui tomba dans la mélancolie par suite de chagrin. Très pieux, il ne pouvait néanmoins pas entendre répéter le nom de Dieu sans blasphémer, quoique en même temps ces blasphèmes lui fissent dresser d'horreur les cheveux sur la tête; il s'efforçait, mais en vain, de maîtriser cet horrible penchant et implorait Dieu de l'en débarrasser et de lui pardonner ce péché. Il sentait dans sa poitrine comme deux âmes, dont l'une louait Dieu pendant que l'autre le blasphémait (1).

Ces impulsions avec conscience ne se bornent pas aux paroles, elles peuvent porter sur les actes et alors on voit la même lutte s'opérer chez le malade, avec la même crainte d'y succomber.

« Me trouvant près de quelqu'un, racontait l'un d'eux, si c'était

(1) Cité par M. Paul Jacoby, thèse de Berne, 1868 : Considérations sur les monomanies impulsives, p. 54.

même mon meilleur ami, je devais me tenir la main sur la bouche pour ne pas lui cracher à la figure, si fort était en moi ce désir. D'autres fois je me figurais frapper mon interlocuteur au visage et la tentation de le faire était tellement forte que je me retenais une main avec l'autre pour ne pas céder à cette impulsion. » (*Jacoby*, p. 54).

Tous ces faits, il nous semble, n'ont pas besoin de commentaires : ils parlent d'eux-mêmes. Ils nous font assister, mieux qu'aucune description, à cette sorte de dualité de l'esprit du patient, par suite de laquelle il cherche à rester fidèle à ses principes, à ses convictions religieuses, aux devoirs de l'amitié et se trouve cependant entraîné à agir dans un sens diamétralement opposé. On se rendra un compte exact du combat intérieur qui se livre dans ces cas en lisant l'observation suivante de Georget. Au milieu même de l'acte criminel, la partie saine de l'individu impose un frein aux débordements de l'autre et se manifeste en en atténuant les effets.

Un ancien militaire, devenu mélancolique à la suite de soucis d'argent, s'était attaché au fils de son propriétaire ; il le chérissait et l'enfant le suivait partout. Un jour, sa mélancolie étant au comble, il saisit un marteau, et, d'une main main mal assurée, il en frappe l'enfant à chacune des deux tempes, de manière à y déterminer une forte tumeur avec ecchymose. A peine les coups sont-ils portés, qu'il fuit la maison et se livre à la justice. L'instruction établit qu'il n'avait aucun motif pour le frapper, qu'aucune passion n'avait été mise en jeu. Au milieu de cette action en quelque sorte automatique, il a modéré ses coups, de manière à ne pas occasionner la plus légère commotion cérébrale, ainsi que l'a prouvé le prompt rétablissement de l'enfant (1).

Dans certains cas, les malades ont recours au suicide pour échapper à leurs impulsions. Il leur arrive même

(1) Georget. Discussion médico-légale sur la folie, p. 45.

de se parler à la seconde personne, lorsqu'ils sont obsédés par leurs sinistres pensées, comme s'ils reniaient une personnalité aussi criminelle.

Une dame, dont l'esprit avait été frappé du récit d'un meurtre, est prise tout à coup du désir de tuer son fils. Elle lutte de toutes ses forces. «... Le même désir se renouvelle, je résiste faiblement, je suis vaincue, je vais consommer le crime. Un nouvel effort m'arrête, je porte rapidement le canif à ma gorge, en me disant : « Il vaut mieux que ce soit *toi*, méchante femme, qui périsses. »(1)

Mais les impulsifs, même lorsqu'ils ont conscience de leur état, ne parviennent pas toujours à s'arrêter sur la pente fatale du crime.

— Pour se faire une idée nette des angoisses par lesquelles passent ces malheureux, de la lutte inégale qu'ils soutiennent contre eux-mêmes, de leurs victoires et de leurs défaillances, rien n'est plus instructif que l'observation suivante. Nous l'avons reproduite avec quelques détails, car elle peut servir de type dans l'espèce.

Un laboureur, Pagez, âgé de 56 ans, était considéré dans son pays comme fantasque, bizarre, à cause des accès qui le prenaient de temps en temps. Il quittait la maison sans motif, errait dans la campagne, sans gîte pour la nuit et souvent sans nourriture. A la suite d'un procès, il ressentit une grande tristesse qui fut augmentée plus tard par la mort de sa femme. La mélancolie, à laquelle il était prédisposé, parut s'accroître de jour en jour, ainsi que son goût pour la solitude. Néanmoins il continua à travailler et porta toute son affection, toute sa sollicitude sur ses enfants. Jamais le moindre nuage ne vint troubler la sérénité de son intérieur.

« Vers la fin de février, raconte-t-il, il me vint l'idée de tuer mes enfants. Encore maître de moi, je pouvais dormir. Je sentais comme un poids sur l'estomac ; j'avais des maux de tête, et je ne

(1) Esquirol. Maladies mentales, t. II, p. 822.

mangeais plus. Des saignements de nez, auxquels j'étais accou-
tumé depuis mon enfance disparurent vers l'époque *où ma mauvaise affaire me prit*. Je m'aperçus alors que je n'étais pas comme
à l'ordinaire ; ma tête était lourde, le matin, au point que je sentais le besoin de m'appuyer. Cela se dissipait quand j'avais re-
mué ou pris l'air ; quelquefois il se passait un jour sans que cela
revînt. Ça allait encore, mais après ça n'allait plus. Ce n'est
qu'en dernier lieu que je cessai de travailler.

Je ne cessai de *vouloir* travailler, mais le chagrin me prenait ;
c'était le soir, dans l'après-midi, le pire... En me couchant,
j'étais bien chargé, je ne faisais que sommeiller, mais sans dormir. Quelquefois *je cherchais à m'écarter, mais je n'étais pas le
plus fort*. Pendant les quatre ou cinq mois que je pensais à cela,
je sentais que je me perdais de jour en jour, sans en pouvoir rien
dire : *j'étais poussé à cette mauvaise affaire*. Il n'y avait pas
moyen de dire dans mon intérieur : « Non, tu ne le feras pas ! »
J'ai toujours eu cette pensée ; j'essayais de me l'ôter ; elle revenait toujours, la nuit comme le jour, même au travail. J'ai tra-
vaillé pendant deux ou trois jours avant l'affaire, mais cela me
poussait. Pendant trois nuits, je me suis levé de mon lit pour
tuer mes enfants. La première nuit, je suis sorti dans la cour
pour tâcher de m'absenter de cette mauvaise affaire ; une demi-
heure après, je rentre plus calme et je me couche. La seconde
nuit, même sortie, puis je rentre allumer ma chandelle ; je prends
un rasoir et je me promène de long en large, le rasoir à la main ;
regardant mes enfants trop ardemment, parce que je cherchais à
me retenir de cette mauvaise affaire-là. *Je n'étais sans doute pas
assez fort ;* j'ai replacé le rasoir dans le buffet, puis je suis allé
soigner mes bestiaux. La troisième nuit, je sortis plusieurs fois
et je suis rentré mauvaisement pour faire l'action : *j'étais prêt*.
J'ai pris la bêche et suis rentré dans la chambre avec ; puis je l'ai
remise à sa place, me disant qu'elle ne me servirait pas pour cette
mauvaise affaire. Je suis revenu dans ma chambre, et ça m'a
poussé à le faire. J'ai repris ma bêche et suis allé faire ma mauvaise action. J'entrai dans la chambre de mes enfants, tenant
d'une main la chandelle, de l'autre la bêche. *Le lit de mon fils
était vide et j'en éprouvai une extrême satisfaction intérieure.* Mais
mes filles étaient dans le leur : je me suis approché, et, plaçant,
pour avoir plus de force, le pied gauche sur la chaise qui était

près du lit, j'ai frappé à coups redoublés sur leurs têtes... Elles dormaient; elles n'ont pas fait un mouvement. Avant le crime, je ne pensais qu'à le commettre et à m'enfuir; après, je ne regardai pas même les cadavres, mais j'éprouvai un très grand soulagement intérieur qui a duré jusqu'à mon arrivée dans le bois où je me suis enfui. Au bois, je me suis senti faible et je me suis écrié en pleurant : « Je suis un homme perdu! » ... Aujourd'hui je suis plus tranquille qu'avant de tuer mes enfants, mais je ne dors pas, le chagrin m'en empêche; je les regretterai tant que je vivrai! (1) »

Il est inutile de faire ressortir l'importance de cette observation au point de vue où nous nous sommes placé. On voit nettement la gradation des phénomènes. Nous assistons avec le malade lui-même à l'envahissement progressif du travail impulsif et à l'obsession continuelle qui arrive à dominer sa volonté. C'est un exemple frappant d'un cas de cérébration automatique dans lequel une partie du cerveau, absorbant à elle seule toutes les forces vives des activités psychiques, arrive à dominer l'ensemble et à se résoudre en une manifestation criminelle.

Le meurtre n'est pas le terme unique auquel aboutissent les malades de ce genre. Quelques-uns se trouvent entraînés à se suicider, d'autres à incendier, etc., Esquirol en cite plusieurs exemples.

SECOND GROUPE DE FAITS.

Jusqu'ici nous avons vu des malades indécis, également sollicités dans un sens et dans l'autre, à propos de l'acte le plus simple, le plus indifférent, comme le plus criminel. Dans tous les cas, ils avaient conscience de leur état et se rendaient parfaitement compte du trouble de leurs facultés,

(1) Payen, Annales méd. psych., 1862, p. 41.

C'est ainsi que quelques-uns affirmaient sentir en eux deux intelligences, deux volontés, en conflit l'une avec l'autre. Mais le tableau symptomatologique ne se présente pas toujours avec ce degré de simplicité. Des hallucinations viennent souvent le compliquer, qu'il s'agisse d'hallucinations proprement dites ou de voix intérieures. Nous en trouverons en assez grand nombre dans les observations suivantes et nous les verrons donner un caractère plus accentué à la maladie. Mais l'élément fondamental restera le même : il s'agira toujours de deux états psychiques en présence, plus ou moins dissemblables et plus ou moins bien constitués pour entrer en lutte l'un avec l'autre.

Un malheureux (1), dominé par le désir de se donner la mort, avait déjà disposé une corde pour mettre son projet à exécution Il hésitait encore quand une voix sinistre lui crie : « Courage, ne diffère plus la résolution que tu as prise ! » Pour obéir à l'ordre fatal, il se passe la corde autour du cou, quand il entend tout à coup une autre voix s'écrier : « Fuis ! misérable ! » Et, dès ce moment, il est délivré de son penchant au suicide.

Dans cette observation, il est bien évident que les voix entendues par le malade n'ont fait que traduire sa pensée, sous une forme plus nette, plus franchement accentuée ; et par suite elles présentaient le même antagonisme que les idées du malade.

C'est encore un phénomène analogue qui se produisait chez une malade de Griesinger, dont il raconte l'histoire sous le nom d' « idées d'opposition ». Nous la reproduirons en abrégé.

Une paysanne était sujette à une maladie dont les accès revenaient tous les deux ou trois jours, et commençaient par des douleurs dans la tête, dans les reins et dans le cou, de l'angoisse,

(1) Falret. Des maladies mentales, Paris, 1864.

des battements de cœur et quelques symptômes hystériformes.
Elle était obligée de garder le lit et tombait dans une apathie
complète. Elle ne pouvait ramasser ses idées, et l'anomalie mentale se présentait chez elle sous forme de contradiction intérieure
contre ses propres pensées et ses déterminations, une opposition
immédiate, constante, contre tout ce qu'elle venait de penser ou
de faire. Une voix intérieure, mais qu'elle n'entendait pas dans
son oreille, se révoltait contre tout ce qu'elle voulait (par exemple
déjà contre le simple séjour au lit auquel son état la condam-
nait), en particulier contre toute élévation de sentiments, la
prière, etc... La voix voulait toujours le mal quand la malade
voulait le bien, et lui criait parfois tout à coup, mais sans qu'on
pût l'entendre extérieurement : « Prends ton couteau et tue-toi ! »
La malade, qui était une femme raisonnable, disait qu'elle avait
peine à croire que ce fût un étranger, un démon qui était dans
son corps, bien qu'elle eût la certitude que ce n'était pas elle qui
faisait tout cela. Pendant ces accès, elle était très congestionnée :
une saignée la calma momentanément (1).

Une autre malade, après avoir passé par les mêmes
phases que la précédente, devint convaincue qu'elle était
possédée par un démon. Il est intéressant de suivre cette
progression croissante des phénomènes. Tout d'abord elle
a des idées en contradiction avec ses idées habituelles,
elle se sent poussée malgré elle à des actes insolites, et,
d'une façon générale, se trouve incapable de diriger sa
volonté. Puis ses préoccupations augmentent ; elles pren-
nent corps en quelque sorte, et se traduisent sous forme de
voix. De là, de nouvelles angoisses, de nouvelles terreurs ;
et la malade, bien convaincue que tout cela se produit sans
son libre consentement, en cherche l'explication dans une
intervention étrangère. Or le diable est seul capable de se
substituer ainsi à elle-même : elle le croit et dès lors la
démonomanie est constituée. A part quelques questions de

(1) Griesinger. Maladies mentales, 1865, p. 285.

détail, c'est toujours dans cet ordre que se succèdent les phénomènes. Il y a dédoublement de la personnalité : les hallucinations ne font que l'accentuer, et, chez l'individu prédisposé, l'idée de possession diabolique ou autre en fournit l'explication.

Cette malade raconte que, depuis plusieurs années, il lui venait spontanément à l'esprit des idées, des impulsions singulières. Pendant longtemps elle était parvenue à se débarrasser de ces idées, de ces impulsions ; mais, depuis un an, sa raison avait succombé. Il lui fallait, malgré elle, obéir aux idées qui la poursuivaient. Elle s'affligeait de cet état, mais n'avait confié à personne ce qu'elle éprouvait et n'en cherchait point l'explication. C'est dans ces circonstances qu'on l'engagea à voyager, et qu'elle vint auprès de son fils. Bientôt elle apprit, par une lettre, que son mari était gravement malade. Son devoir était de partir, de retourner auprès de lui, mais le contraire arriva. Elle sentait ce qu'elle devait faire, mais elle ne put y parvenir et laissa son fils partir seul.

Peu de temps après, elle commença à entendre *une voix* qui lui parlait très distinctement quand elle était seule. Elle fut très effrayée, mais ne chercha pas tout d'abord à expliquer ce fait. Un jour, elle vint à penser que tout ce qu'elle éprouvait pourrait bien tenir à la présence du démon. Elle fut confirmée dans cette idée par le souvenir d'une fille de son pays, qui, vingt ans auparavant, lui avait fait baiser, dans une église, une image de la Vierge. Nul doute que ce ne fût le démon de cette fille qui s'était emparé d'elle. Alors, de simple hallucinée, la malade devint démonomaniaque. La voix qu'elle entendait depuis longtemps fut pour elle celle du diable ; cette voix partait de la poitrine et lui parlait presque continuellement. Mais les choses ne devaient pas en rester là. Le démon, à de certains moments, se mit à crier avec la propre voix de la malade, qui, pendant ce temps, entrait dans un violent accès d'agitation. C'est pendant l'un de ces accès, survenu au milieu de la rue, qu'elle fut arrêtée et conduite à l'hospice de la Salpêtrière.

A 6 heures, moment où elle avait prédit dans la journée qu'elle aurait une attaque, on essaya de détourner son attention. Mais,

au milieu de la conversation, elle entra tout-à-coup dans un violent accès de fureur. Elle se mit à pousser des cris, à hurler avec
tant de force, qu'on pouvait l'entendre dans tout l'hospice. A un
moment, elle se jeta sur l'observateur. Après quelques minutes à
peine, Mme R..., épuisée et toute tremblante, mais revenue à
elle, disait : « Eh bien ! vous l'avez entendu ! que vous a-t-il dit?»
On lui demanda si elle ne se souvenait de rien ; elle affirma n'avoir
entendu que quelques mots. Elle avait la conviction intime et profonde que ce n'était pas elle qui venait de crier, que c'était le
démon qui s'était servi de sa voix, que c'était lui qui s'était jeté
sur l'observateur (1). Elle eut commis un crime dans cet état
avec la conviction qu'elle n'avait rien à se reprocher. (*Annales
méd. psych.*, 1re s., t. VI, p. 151. M. Baillarger.)

(1) L'idée du diable se présente si naturellement pour expliquer ces
p hénomènes extraordinaires, ces coexistences chez le même individu
de deux états psychiques opposés, qu'elle n'est pas venue seulement
aux malades. Le nombre des victimes qui ont péri sur les bûchers prouve
que les contemporains des sorciers les croyaient bien possédés du démon.

L'exorciste Bosroger s'exprime en termes très nets à cet égard. Parlant de l'épidémie d'hystéro-démonomanie de Louviers, en 1642, il
donne entre autres preuves de l'intervention diabolique la suivante :
« On voit des actions si entremêlées, si différentes et si opposées, se
faire presque en même temps en elles : louer Dieu en ce moment, et au
suivant le blasphémer, parler des choses saintes, et à l'instant proférer
des saletés et dire des effronteries ; nous avons vu plusieurs fois ces
filles, en leur disant adieu, témoigner mille regrets, et de grands ressentiments pour l'absence des personnes qui leur sont nécessaires, et
venir jusqu'aux larmes ; et à l'instant la même bouche proférer des
exécrations, des malédictions, des imprécations : « Que le diable te rompe
le col, qu'il t'emporte en enfer, qu'il t'enfonce dans les entrailles de
Belzébuth...! » D'où ces mouvements si contraires viennent-ils, sinon de
deux esprits contraires, du propre de la fille et de l'assistance du démon ;
n'étant possible, moralement parlant, qu'un seul esprit fasse tant de
diverses saillies et passe si promptement d'une extrémité à l'autre.....?
Ceux qui, avec prudence, ont considéré ces mouvements si divers; ont
vu aussi facilement dans ces filles la résidence de deux esprits opposés,
de l'humain et du diabolique, comme ils ont vu deux opérations diverses et opposées. » (Calmeil. *De la Folie*, t. II, p. 80.)

Les démonomaniaques, bien qu'ils soient rares aujour-
d'hui, n'en existent pas moins. Nous en avons déjà vu des
exemples.

Griesinger raconte ce qui suit : Une paysanne, hystérique, frap-
pée d'anémie profonde, commença, à l'âge de 25 ans, à entendre
parler en elle. A dater de ce moment, il lui vint des pensées et
elle dit des mots qu'elle n'avait pas l'intention de dire et qu'elle
exprima bientôt d'une voix qui différait de sa voix ordinaire.
D'abord il semble que ce soient des observations non pas oppo-
santes, mais indifférentes ou même raisonnables, qui accompagnaient la pensée et la parole de la malade. Par exemple cette
voix lui disait : « Va chez le docteur; va chez le prêtre ! » ou bien :
«Tu dois faire cela ! » Peu à peu, à ces observations indifférentes
il s'en ajouta de nouvelles, d'un caractère plus négatif, et actuel-
lement, après treize années, tantôt cette voix constate simplement
ce que la malade vient de dire, ou bien elle commente ses paroles,
ou bien elle les lui reproche et les tourne en ridicule. Par exemple, quand la malade a dit quelque chose de juste, la voix lui
dit : « Tu en as menti ! Tu ne dois pas le faire savoir. » — Le ton
de cette voix, quand « l'esprit » parle, diffère toujours un peu et
quelquefois même totalement de la voix ordinaire de la malade ;
et ce qui fait surtout que la malade croit à la réalité de cet
« esprit », c'est qu'il y a une autre voix qu'elle. J'ai observé souvent ces faits moi-même. La prière exagère cet état et augmente
son agitation ; mais, à l'église, comme elle a peur du monde et du
prêtre, elle peut retenir « la voix de l'esprit » ; elle peut même lire
des prières à haute voix sans se troubler. De temps à autre, ses
discours ont une teinte de nymphomanie ; elle dit que les esprits
lui font naître des pensées obscènes et les lui font exprimer. La
malade souffre d'un prurit de la vulve. Elle ne sait pas, avant que
l'esprit ait parlé, ce qu'il va dire (1).

Nous avons cité jusqu'à présent une série de faits dans
lesquels on note, à propos de certaines manifestations de
la volonté, une lutte intérieure chez l'individu, qui, en

(1) Griesinger. Maladies mentales, p. 286.

même temps, veut et ne veut pas accomplir certains actes, ou bien qui combat avec plus ou moins de succès les obsessions dont il est l'objet et que mentalement il réprouve. On peut dire dans cette circonstance qu'une portion de l'individu demeurée saine se trouve aux prises avec une autre partie devenue désordonnée. Il est donc permis, en présence de ces faits dont la netteté est caractéristique, de songer à un fractionnement des opérations du cerveau, lesquelles se manifestent isolément et produisent une véritable discordance dans les actions d'ensemble.

Il existe une autre série de faits, dont nous avons eu plusieurs exemples sous les yeux, et qui présentent le même phénomène de dédoublement sous un aspect peut-être plus net encore. Il s'agit en effet de ces cas dans lesquels la dualité psychique se révèle sous forme de conversations entretenues par le malade avec un personnage imaginaire ou avec un autre lui-même. Il puise en lui-même les matériaux nécessaires à cette double personnalité, dont l'une lui échappe, parce qu'elle procède d'un phénomène d'automatisme cérébral, inconscient. Tel a été le cas d'un malade que nous avons pu observer.

M. Am..., âgé de 43 ans, négociant, entre le 31 mars 1881, à la Maison de santé, atteint de paralysie générale confirmée. Pendant le mois de juin, on remarque le phénomène suivant. Eloigné des siens, M. Am... converse avec eux au moyen de dépêches et de la façon que voici : Veut-il se faire envoyer des poulets ou des pigeons pour faire ses largesses accoutumées? il s'approche d'un arbre, d'un mur, et dit, en appuyant sur chaque mot : « Je prie madame Am... de m'envoyer quinze poulets, trente pigeons, etc... » Il attend quelques secondes, une minute, prend une pierre ou un morceau de bois, l'approche de son oreille : c'est la dépêche qui arrive. Ses yeux sont immobiles et il dit d'une façon tout à fait différente de la première, tout bas, comme un écho lointain, et en espaçant chaque syllabe : « Je vous envoie des poulets, vous les recevrez demain. » Le masque pris par ses traits, au moment où il recevait sa dépêche, tombe aussitôt, et il se tourne vers nous d'un air satisfait : « Vous l'avez entendu ! Maintenant vous pouvez y compter ! » — Le lendemain quand il nous aperçoit, il nous interpelle : « Et mes poulets, les avez-vous reçus ? — Oui — Eh ! bien, moi pas, on me les a sans doute mangés en route. » Ce système de dépêches onctionne presque toute la journée, à propos de tout, entreprises commerciales, demandes de nouvelles, etc... Si on interrompt M. Am. pendant qu'il reçoit ses dépêches, si on sollicite son attention, il perd le fil de ses idées et se fâche.

Un autre aliéné nous a présenté le même phénomène, mais à un degré encore beaucoup plus caractéristique.

M. G..., âgé de 34 ans, était atteint de paralysie générale et semblait dans un état voisin de la démence. Cependant, comme s'il eût eu une vague notion de l'état dans lequel il se trouvait, il ne cessait de se donner des conseils, de se faire des reproches. A plusieurs reprises nous avons recueilli textuellement ses paroles. Nous citerons les suivantes, qui sont caractéristiques, et qui s'accompagnaient de gestes parfaitement en rapport avec elles : c'est toujours à lui qu'elles s'adressaient : «Vous savez, Monsieur G..., que l'on vous a placé dans cet établissement. Malgré votre courage, vous êtes soumis à l'administration. Du reste, vous êtes bien ici, et il n'y a que votre état qui ne soit pas nettement indiqué. — Nous avons cependant reconnu qui vous étiez. Nous savons que vous êtes M. G. C'est le nom sous lequel vous êtes connu partout et sous lequel vous avez été inscrit ici. Eh ! bien, nous vous avertissons que nous désespérons complètement de vous. »
Le malade reste ensuite quelques instants sans parler. Mais il a remarqué que quelqu'un l'écoute et prend note de chacune de ses paroles. Son air devient alors inquiet. Il reprend : « Vous savez qu'il y a à côté de vous un agent qui vous surveille et qui écrit. Cet homme, vous ne le connaissez pas, mais il ne peut le faire sans l'autorisation de M. L... Prenez donc bien garde. Vous avez prononcé tout à l'heure un nom bien connu et on pourrait

vous faire du tort... vous êtes riche et on pourrait prendre votre fortune. — Vous savez qu'il y a quelques jours il y avait deux lignes dans un journal sur votre compte. »

Ces sortes de conversations ont été observées pendant plusieurs semaines consécutives par tous ceux qui se sont approchés du malade. Mais à mesure que la paralysie générale a progressé, les paroles sont devenues moins intelligibles, les idées moins suivies. Au milieu du délire, on retrouvait cependant cette conversation que le malade entretenait avec lui-même. Parfois il faisait les demandes et les réponses, ou bien, exceptionnellement, il soutenait un dialogue entre deux personnages quelconques. Enfin, arrivé à la démence presque absolue, il présentait encore le même phénomène, quand on l'observait avec attention pendant un certain temps. C'est ainsi qu'au milieu de son agitation, devenue presque continuelle, au milieu des sons inarticulés qu'il émettait sans cesse, il lui arrivait de pousser un grand cri et de s'agiter violemment. Mais aussitôt il se calmait, et disait à voix basse et avec un geste très significatif : « Veux-tu te taire !... Tu vois bien que le médecin est là... Parle donc plus doucement. » Et il se répondait : « Oui, je vais parler plus doucement. » Ou bien, après avoir déliré un certain temps, il s'arrêtait tout à coup pour dire d'une voix grave : « Voyons, qui parle comme cela ? Voulez-vous vous taire ! » Et il se taisait.

Un autre jour, à un mois ou deux d'intervalle, nous le trouvons très occupé à faire des mouvements continuels de dégustation et de sputation. Nous lui demandons : « Vous amusez-vous, Monsieur G... ? » et il nous répond : « Lequel ? » puis il retombe dans son incohérence désormais habituelle. — Cette réponse, reproduite ici textuellement comme la demande, peut paraître l'effet du hasard, mais elle s'accorde si bien avec cette dualité, longtemps observée chez M. G..., que nous n'avons pas cru devoir la passer sous silence. La sensibilité cutanée, un peu diminuée chez ce malade, n'avait pas disparu.

Le Dr Camuset a observé un cas analogue à l'asile de Bonneval.

Un malade s'imaginait qu'il n'existait plus rien au monde, sauf Lucifer et lui, mais que Lucifer et lui ne faisaient qu'une même personne. Voici comment il s'exprimait : « Moi, Lucifer, te dis de marcher. Moi, Lucifer, ai faim, mange. » Il se répondait *oui* et il marchait ou mangeait. C'était un vieil hypochondriaque qui semblait réellement avoir la sensation de deux êtres en lui. (*Annales méd. psych.*, 6ᵉ s., t. VII, p. 83.)

Dans ces observations, le malade s'adresse à un autre lui-même. Il s'objective et se parle à la seconde personne Dans le suivant, le sujet se sert tantôt de la seconde et tantôt de la troisième personne. C'est la même lésion du *moi*, avec cette différence qu'elle semble encore plus accusée.

Une de nos malades, atteinte de paralysie générale à la seconde période, croit qu'elle est devenue reine. Bien plus, lorsqu'on lui parle de Mme Cl... (c'est son nom), elle prétend que ce n'est pas elle et qu'elle ne la connaît pas. Son corps, qu'elle disait d'abord ne pas lui appartenir, a été changé : elle en a pris un en or. Cependant la sensibilité est conservée. Nous copions quelques passages de son observation : ils montrent que Mme Cl... et la reine sont deux personnages absolument différents l'un de l'autre.

13 août 1880. La malade est sur le point de prendre une chaise pour s'asseoir. Tout à coup elle tourne les talons et reprend sa promenade en disant : « *Je* n'aime pas qu'*elle* s'asseye sur une chaise... *elle* va s'asseoir avec son petit roi. » — Ce matin, elle attendait les nombreux enfants qu'elle a mis au monde depuis qu'elle est reine, et dit à un moment : « Tiens, voilà *tes* petits qui viennent *te* chercher. »

16 novembre 1881. En l'abordant, nous lui demandons : « Etes-vous contente de votre corps ? » — « Oui, répond-elle, il est en or. » — « Mais vous en aviez un autre ! » — « Oh ! l'autre, *je* le ferai embaumer. » Elle reste ensuite un instant immobile, les yeux fixés devant elle, et elle ajoute avec un mouvement de tête significatif : « Sois tranquille, *je te* le ferai arranger. » Ce n'est donc plus elle, Mme Cl..., qui parle et s'adresse à la reine, c'est la reine qui seule est en jeu et qui daigne encore s'intéresser à Mme Cl...

Cette malade avait pris l'habitude de s'appeler *ma fille*. Pour chacun de ses actes, elle se donnait des ordres : « *Ma fille*, tu dois le faire, ou, *ma fille*, tu ne le feras pas.» Enfin un jour (11 janvier 1882), nous lui disons que nous avons parlé au roi de Mme Cl., et qu'il ne la connait pas : « Ce n'est pas étonnant, nous répond-elle, qu'il ne connaisse pas Mme Cl... »

M. Langlois a rapporté une observation caractéristique. où le malade sentait nettement deux êtres en lui. Il parlait de *l'autre* à la troisième personne.

Le nommé G... est entré à l'asile à l'âge de 29 ans. Il en a aujourd'hui 60. C'est un imbécile, très loquace, gâteux, au crâne mal conformé et asymétrique. Le côté gauche est beaucoup plus développé, l'oreille présente les traces d'un ancien hématome du pavillon, la bouche est fortement déviée et indique une paralysie faciale droite. Il a eu, il y a deux mois, une attaque épileptiforme qui est restée unique. On ne remarque aucune hésitation dans la parole, ni inégalité des pupilles, ni paralysie des membres, ni troubles de la sensibilité cutanée. Malgré sa loquacité, ce malade ne répète que quelques phrases stéréotypées. Il parle toujours de lui à la troisième personne, et, presque tous les matins, il nous reçoit en nous disant : « G... est malade, il faut *le* faire descendre à l'infirmerie. » Souvent il se met à genoux, s'applique de vigoureux soufflets, puis rit aux éclats, se frotte joyeusement les mains et s'écrie : « G... a été méchant, *il* a été mis en pénitence... Souvent encore il saisit son sabot, se frappe la tête avec violence, s'enfonce les ongles dans les chairs et se déchire les joues. Ces moments de fureur sont subits, et, pendant ces actes de mutilation, la physionomie exprime un sentiment de colère, auquel succède un air de satisfaction dès qu'il a cessé de corriger l'autre. Lorsqu'il n'est pas surexcité par ses ressentiments imaginaires, nous lui demandons où est G... « Le voilà » répond-il en se frappant la poitrine. Nous lui touchons la tête, en lui demandant à qui elle appartient. « Çà, dit il, c'est la tête de coch... — Pourquoi le frappez-vous ainsi? — Parce qu'il faut corriger la tête de coch... — Mais tout à l'heure vous avez frappé G,.. — Non, ajoute-t-il, G... n'a pas été méchant aujourd'hui, c'est la tête de coch... qu'il faut battre.» Pendant plusieurs mois, nous avons renouvelé les mêmes questions et nous avons obtenu invariablement les mêmes réponses. La plupart du temps c'est G. qui est mécontent, mais quelquefois la réciproque a lieu et alors ce n'est plus la tête qui reçoit les coups (1).

Nous remarquerons que cet état mental particulier coïncidait avec une asymétrie crânienne, et, sans aucun doute, avec une lésion unilatérale du cerveau.

Un paralytique général, M. Ch..., arrivé à la démence absolue, était généralement calme. Il était considérablement affaibli, sa parole était presque inintelligible; la notion du monde extérieur existait à peine pour lui. Il était à la Maison de santé depuis deux ans, lorsqu'on remarqua une certaine excitation chez lui. Ses mouvements étaient plus vifs, ses efforts plus énergiques (le dynamomètre révéla une force plus grande que précédemment, mais du côté droit seulement); il marchait un peu mieux, parlait beaucoup et presque toujours en chantant. — Un jour, il était occupé à éplucher des petits pois. Quoique assez malhabile et naturellement droitier, il n'y employait que la main gauche. A un moment, la main droite s'avança comme pour prendre sa part du travail, mais elle était à peine arrivée à son but, que l'autre se précipitait à sa rencontre, la saisissait et l'étreignait violemment. Pendant ce temps, la figure de M. Ch... exprimait la colère et il répétait avec l'accent de l'autorité : « Non! Non! » Son corps était agité de tressaillements brusques et tout indiquait la lutte violente qui se passait en lui. — Une autre fois, on avait été obligé de le fixer sur un fauteuil. Ses bras étaient libres. Il était dans cette position depuis quelque temps lorsque sa figure s'assombrit, et, de sa main gauche, il saisit sa main droite en criant : «Tiens! c'est de ta faute, c'est à cause de toi qu'on m'a attaché; » et il se mit à la frapper à coups redoublés. — Ces deux faits ne sont pas restés isolés. A plusieurs reprises, on put constater que lorsque la main droite sortait de son inertie habituelle, M. Ch... l'arrêtait de sa main gauche. Il se fâchait, s'agitait, et la frappait aussi violemment que ses forces le lui permettaient.

La sensibilité, bien qu'obtuse, était conservée chez ce malade, au membre supérieur droit comme ailleurs. A chaque piqûre, il faisait un mouvement, et la main prenait la direction du point lésé, mais souvent elle s'arrêtait en chemin : ainsi, piqué à la

(1) Annales méd. psych., 6e s. t. VI, p. 80.

jambe, il se grattait la cuisse, comme s'il n'eût pu localiser la douleur.

Ce malade, qui repoussait son bras droit et le frappait comme un étranger et un importun, présentait en quelque sorte un état intermédiaire entre le précédent qui châtiait ce coch... dont il avait à se plaindre et celui du Dr Jaffé pour lequel chaque moitié du corps correspondait à un personnage différent.

D..., âgé de 53 ans, soldat, puis garde-police, reçut plusieurs fois, dans l'exercice de ses fonctions, des coups à la tête ; tempérament colérique, sombre, abus des spiritueux ; depuis longtemps céphalalgie et vertiges ; affaiblissement graduel de la mémoire qui oblige à le mettre à la retraite. Bientôt des signes évidents d'aliénation éclatent ; D... parle toujours en employant le pronom « *nous* » : « *nous irons* », « *nous avons beaucoup marché.* » Il dit qu'il parle ainsi « *parce qu'il y a quelqu'un avec lui* » ; à table, il dit : *Je suis rassasié mais l'autre ne l'est pas.* » Il se met à courir ; on lui demande pourquoi, et il répond qu'il aimerait mieux rester mais que c'est « *l'autre* » qui l'y force, quoiqu'il le retienne par son habit. Un jour il se précipite sur un enfant pour l'étrangler, disant que ce n'est pas lui mais « *l'autre* ». Enfin il tente de se suicider « *pour tuer l'autre* », qu'il croit être caché dans la partie gauche de son corps ; aussi l'appelle-t-il le *D... gauche* et se nomme. t-il le *D... droit*, le mauvais D... et le bon D... etc. Le malade tombe peu à peu en démence. — L'autopsie révéla une différence considérable entre les deux moitiés du cerveau ; à gauche les circonvolutions frontales étaient très atrophiées, ainsi que le corps strié et les couches optiques ; la couche corticale était très amincie, et, à la face gauche de la grande faux se trouvait une lamelle osseuse, longue d'un demi centimètre et large d'un quart. Il est évident que le siège unilatéral de ces lésions a été la cause, sinon unique, du moins essentielle du délire de la double personnalité ; l'individu était différent de chaque côté, il se sentait deux (1).

(1) Annales méd. psych,, 5e s. t. IX, p. 342.

Il existe d'autres observations où les sujets se croyaient doubles, mais dans aucune ce dédoublement de la personnalité n'a atteint le degré de netteté que nous venons de voir. En outre l'autopsie cadavérique lui donne une valeur incontestable, au point de vue de l'interprétation des faits similaires.

« Je me rappelle, dit M. Dufay (1), une convalescente de fièvre typhoïde, qui avalait une cuillerée de potage alternativement pour sa *moitié droite* et pour sa *moitié gauche*. Un autre s'informait toujours de la santé de *cet autre*, et m'expliquait plus tard que c'était un autre lui-même qu'il sentait couché à côté de lui dans son lit. »

M. le professeur Ball a publié (2) l'observation très intéressante d'un halluciné qui se croyait possédé du démon. Le démon lui raconte qu'il l'a suivi toute sa vie, qu'il a guetté son âme et qu'il s'en est définitivement emparé ; elle lui appartient, le malade en est convaincu, car l'esprit lui raconte, dans leurs moindres détails, toutes les circonstances de sa vie... Lorsqu'il décrit les sensations qu'il éprouve pendant ses luttes nocturnes : « Je suis couché, dit-il, pendant la nuit, avec un autre moi-même, qui me parle sans être interrogé et répond à mes pensées sans me laisser le temps de les exprimer. »

Un homme de 44 ans, raconte Boussat (3), était en proie à une fièvre continue qui présentait des exacerbations tous les jours de midi à minuit. Dans ce laps de temps, il croyait voir et sentir, accolé au côté droit de son corps, un homme en tout malade comme lui. C'était là son idée dominante. Il oubliait son mal pour ne s'occuper que des douleurs physiques et morales de son ami. Il s'impatientait beaucoup de ce qu'on ne faisait pas assez attention à son compagnon, et surtout de ce qu'on ne lui donnait rien à boire, tandis qu'il absorbait tous les soins et toutes les tisanes.

Enfin, Bouillaud a observé des malades, paralysés d'une moitié

(1) Annales méd. psych., 5e s. t. XVI, p. 267.
(2) Gazette des hôpitaux, 31 juillet 1856.
(3) Cité par M. Régis. Encéphale, 1881, p. 48.

du corps, qui avaient l'idée fixe qu'ils étaient couchés près d'une autre personne, que même ils avaient près d'eux, dans leur lit, un cadavre (2).

ESSAI D'EXPLICATION DES FAITS

Nous avons dit que nous considérions tous ces phénomènes comme résultant de l'action indépendante de certaines régions du cerveau, en particulier de chaque hémisphère cérébral, dans les cas où le dédoublement était le plus net, comme chez le malade du Dr Jaffé. A défaut de démonstration directe, nous croyons que cette manière de voir est susceptible de réunir une série de preuves parallèles qui lui donnent un caractère scientifique. Ces preuves sont tirées de l'anatomie, de la physiologie et de la pathologie. Elles ont pour but de montrer que les deux hémisphères correspondent chacun à un type différent, qu'ils ont une vie et des fonctions presque indépendantes, et que leur parties constituantes sont elles-mêmes capables de se fractionner et d'entrer isolément en activité.

PREUVES TIRÉES DE L'ANATOMIE

Nous avons déjà vu que les deux hémisphères cérébraux diffèrent l'un de l'autre, sous le rapport du poids, de la forme, du volume et de la disposition des circonvolutions.

Dans la majorité des cas, l'hémisphère gauche est le plus pesant, d'un huitième d'once d'après Boyd, ou mieux

(2) Traité de l'encéphalite, Paris, 1825.

de 5 à 8 grammes, d'après M. Luys. Broca a également trouvé le lobe frontal gauche plus pesant de 4 grammes.

Comme volume, on peut encore dire que l'hémisphère gauche est supérieur à son congénère. C'est ce que Broca a constaté pour le lobe frontal et Charlton Bastian pour l'organe dans son ensemble. La crâniométrie même semble avoir donné des résultats concordants (1).

Enfin, comme disposition des circonvolutions, nous ne pouvons que renvoyer à ce que nous avons déjà dit et en particulier à l'ingénieuse expérience de M. Luys. On y voit de la façon la plus nette les différences qui séparent le côté gauche et le côté droit. Nous remarquerons seulement que c'est le plus souvent à gauche qu'existent la pariétale supplémentaire signalée par M. Luys et les autres circonvolutions surajoutées.

Il résulte de ces faits, ainsi que de l'inégalité de répartition de l'irrigation sanguine selon la région, et des fonctions différentes de certains départements du cerveau, que des élévations locales de la température doivent se manifester dans des conditions déterminées, physiologiques ou

(1) Plusieurs auteurs, parmi lesquels il importe de citer MM. Lacassagne, Cliquet et Gaëtan Delaunay, ont fait porter leurs recherches sur les tracés de conformation du crâne obtenus par les chapeliers. Ils ont signalé des différences nombreuses, d'un côté à d'autre, et ont établi en général la supériorité du côté gauche chez les gens instruits. Ce résultat est d'accord avec les recherches de Broca, qui l'ont conduit à admettre un développement plus considérable de la région frontale gauche. Toutefois cette règle est sujette à de nombreuses exceptions. C'est ce qui semble résulter de nos recherches personnelles, entreprises sous la direction de M. Luys, avec des instruments qu'il a fait construire dans ce but, et dont il se propose de publier les résultats plus tard. Un seul fait nous paraît indiscutable, et il nous suffit pour le moment : c'est que toujours il y a des différences d'un coté à l'autre, soit qu'elles existent à la région frontale, pariétale ou occipitale, soit qu'elles se montrent sur plusieurs de ces points à la fois.

morbides. C'est en effet ce que la thermométrie céphalique a révélé. Elle semblerait même avoir établi que le côté gauche de la tête a en général la température la plus élevée (1).

PREÜVES TIRÉES DE LA PHYSIOLOGIE

S'il est un argument d'ordre physiologique, qui plaide en faveur de l'indépendance fonctionnelle des deux hémisphères cérébraux, c'est bien l'exposé de cette admirable découverte qui a été mise en saillie surtout à notre époque par les travaux de Dax et de Broca, à savoir la localisation de la faculté du langage dans un point de l'hémisphère gauche, la partie postérieure de la troisième circonvolution frontale. Certes, nous ne voulons pas impliquer par ces mots que la faculté d'exprimer sa pensée, ses sentiments, se trouve concentrée dans la troisième frontale gauche, dont la destruction rend impossible tout langage oral ou écrit. Nous considérons au contraire toutes ces fa-

____

(1) La supériorité de température à gauche a été constatée par Broca, Gray, Maragliano et Seppilli. Broca, en particulier, a pu observer que la température subissait une marche ascensionnelle, au niveau du lobe frontal gauche, lorsque le sujet s'adonnait à la lecture, et qu'elle s'égalisait ensuite. Amidon et Lombard se sont occupés de la même question, mais à d'autres points de vue, et sont arrivés à des résultats différents. Nous-même, nous avons pris beaucoup de températures céphaliques chez des individus sains et chez des aliénés. Ces recherches, faites avec le plus grand soin, nous ont donné une température moyenne qui se rapproche de celle observée par Maragliano et Seppilli, mais il ne nous a pas semblé possible d'établir un rapport certain entre le côté gauche et le côté droit. — De toutes ces expériences, on ne peut donc tirer qu'une conclusion, mais dont l'importance est considérable pour nous : « la température céphalique varie d'un côté à l'autre, d'après des raisons physiologiques ou morbides ; elle varie encore suivant les régions de la tête, et d'un moment à l'autre. »

cultés d'expression comme des facultés d'ensemble qui impliquent la mise en jeu de toute la sphère psycho-intellectuelle, et la région de la troisième frontale comme le contre psycho-moteur destiné en quelque sorte à l'exprimer d'une manière somatique. Les faits, qui prouvent en effet que la destruction de la troisième frontale gauche et des territoires environnants est suivie de la perte de la faculté du langage, sont corroborés par les preuves inverses, qui montrent que les mêmes lésions destructives de la troisième frontale droite et des territoires environnants ne sont pas suivies de la perte de l'expression verbale.

Par conséquent, nous voyons, rien que par ce premier fait, que l'hémisphère gauche est tout particulièrement actif dans l'ensemble des opérations cérébrales qui constituent la faculté du langage.

Il est important de noter, à ce sujet, que si c'est le lobe gauche qui préside à l'expression verbale du sentiment et de la pensée, c'est aussi le lobe gauche qui préside à l'expression écrite de ces mêmes pensées et de ces mêmes sentiments. C'est avec le lobe gauche que nous parlons et que nous écrivons. S'il existe quelques exemples qui prouvent que la faculté d'écrire peut survivre à la destruction du langage oral, jusqu'à présent ces exemples sont assez rares, car la plupart du temps, chez les aphasiques, la faculté d'écrire est parallèlement anéantie avec la faculté d'émettre des sons. Nous sommes droitiers pour parler comme pour écrire, et nous savons combien il est difficile d'apprendre à écrire de la main gauche.

Cette indépendance fonctionnelle des hémisphères cérébraux peut encore trouver un argument démonstratif dans l'examen analytique des diverses opérations successives que la culture et l'exercice peuvent développer dans le cerveau. Nous voulons parler de l'art de jouer des différents instruments de musique. C'est, en effet, dans cet ordre de manifestations de l'activité de l'homme, qu'éclate d'une façon démonstrative l'action double et simultanée des deux moitiés du corps, chez le pianiste surtout. Nous savons bien que ces mouvements, qui constituent le doigté, ont un caractère d'automatisme en vertu duquel ils semblent s'exercer *motu proprio* comme les mouvements de la marche, de l'équitation, etc. Néanmoins, quelqu'automatiques qu'ils paraissent, ils n'en sont pas moins réglés par une dose donnée d'attention, opération purement psychique qui se dédouble et dirige séparément la main droite et la main gauche.

C'est dans cet ordre de faits qu'il faut admirer la flexibilité de l'instrument cérébral, qui se prête à l'exécution variée d'un mécanisme semblable à celui du piano par exemple, pour lequel la main droite exécute avec rapidité des traits brillants, des phrases sentimentales, tandis que la main gauche l'accompagne dans son évolution, la soutient de son rhythme, la nourrit de ses accords, et manifeste ainsi une activité indépendante et isolée. Ce qui prouve encore cette indépendance, c'est que la main droite exprime des notes en clef de *sol* et la main gauche en clef de *fa*. Il faut donc bien, pour expliquer ce fait, admettre une dualité simultanée des deux hémisphères cérébraux, dualité artificielle et passagère obtenue au prix de nombreux efforts et d'une longue habitude (1).

(1) Sans y attacher plus d'importance qu'il convient, nous citerons à ce propos le fait suivant. Parlant des effets du haschich, Brierre de Boismont dit au sujet d'un des expérimentateurs qui était peintre et musicien : « Un moment il offrit le singulier phénomène de *l'homme double*, qu'on avait déjà constaté chez d'autres expérimentés ; il entendait, disait-il, la musique d'un côté et les conversations de l'autre; mais ce phénomène ne persista pas. » (Des hallucinations, p. 193.)

Ces phénomènes de dédoublement cérébral ou d'action isolée de chaque hémisphère sont encore mis en saillie par certaines expériences de physiologie expérimentale appliquées à l'être humain. Nous voulons parler de cet ensemble de manifestations, étudiées principalement dans ces derniers temps chez les hystériques, et qui montrent que sous l'influence de pratiques spéciales l'individu vivant peut être partagé en deux, si bien qu'il se trouve, par exemple, léthargique d'un côté du corps et cataleptique de l'autre. On obtient ce résultat, lorsque, le sujet étant en léthargie provoquée, on soulève l'une des paupières, de façon à donner accès à la lumière, ou bien, lorsqu'étant en catalepsie simple, on abaisse l'une des paupières (1). Ces états spéciaux, dont on peut faire varier les différentes modalités, montrent clairement qu'alors les deux hémisphères cérébraux exercent leur activité d'une manière indépendante et opposée.

PREUVES TIRÉES DE LA PATHOLOGIE

Les arguments d'ordre pathologique, que nous avons à citer à l'appui de la thèse que nous défendons, semblent non moins démonstratifs. C'est ainsi tout d'abord que la circulation plus active de l'hémisphère gauche, sa prépondérance fonctionnelle, entraînent avec elles des causes de désorganisation plus fréquentes. Sur un relevé de 58 cas d'hémiplégie, dont 40 ont été suivis d'autopsie, M. Luys a pu constater que 37 fois la paralysie siégeait à droite, soit

---

(1) Ce curieux phénomène expérimental, que nous avons réalisé le premier, en 1878, pendant que nous étions externe de M. le professeur Charcot, à la Salpêtrière, a été relaté, tout d'abord, *in Progrès médical*, 21 décembre 1878.

presque deux fois sur trois, ce qui impliquait une lésion de l'hémisphère gauche.

D'un autre côté, dans l'étude anatomo-pathologique des psychopathies, les rapports de poids entre le lobe gauche et le lobe droit sont intervertis. Dans 55 cas d'aliénation mentale, M. Luys a constaté que 39 fois il y avait une prépondérance très accusée de l'hémisphère droit (Encéphale, 1881, p. 646). Follet a noté aussi des différences parfois considérables entre les deux hémisphères dans l'épilepsie, et de même, Morel, chez des imbéciles et des idiots (Mal. mentales, p. 586). Baume, dans une série de 50 cas d'épilepsie a trouvé une différence de 51 grammes entre les deux hémisphères, et dans une autre série de 20 cas d'épilepsie une différence moyenne de 40 grammes (Annales méd. psych., 3ᵉ s., t. VIII, p. 246). Enfin, M. Bra a trouvé également chez les épileptiques des différences très notables entre les deux hémisphères, avec supériorité de l'hémisphère droit dans la majorité des cas. Selon lui, la paralysie générale serait seule à présenter des écarts aussi considérables que l'épilepsie (Encéphale 1881, p. 202).

Peut-être, dans le même ordre d'idées, l'apparition des phénomènes de surexcitation émotive, signalés jusqu'ici par M. Luys dans l'hémiplégie, comme liés exclusivement à une lésion d'un point déterminé du lobe droit, peut-elle être considérée comme affirmative des faits que nous signalons ici de l'indépendance fonctionnelle des hémisphères cérébraux. (Encéphale, 1881, p. 378).

L'étude des hallucinations unilatérales vient encore déposer en faveur de l'indépendance fonctionnelle des deux hémisphères cérébraux, dont l'un entre en période d'activité morbide, tandis que l'autre reste à l'état sain. Ces faits d'hallucinations unilatérales, dont les autopsies n'ont pas été faites, sont pleinement confirmés par les recherches anatomo-pathologiques de M. Luys, qui a montré que chez certains hallucinés demeurés lucides, il y avait une hypertrophie unilatérale de certaines régions du cerveau, du lobule paracentral, par exemple. (Mal. ment., p. 399.)

On trouve quelques-uns de ces cas d'hallucinations unilatérales épars dans la science. M. le Dr Régis en a réuni un certain nombre dans un travail remarquable (Encéphale, 1881, p. 43), mais dans un but différent du nôtre. Pour abréger, nous ne rapporterons pas celles que cet auteur a déjà citées. Nous nous contenterons de prendre parmi les autres les plus caractéristiques. Tout d'abord, nous citerons une observation personnelle, et où le phénomène tient en quelque sorte le milieu entre l'hallucination et l'illusion.

M. Gustave, âgé de 48 ans, était atteint de paralysie générale à la seconde période. Il avait eu plusieurs attaques congestives, et la dernière lui avait laissé de l'hébétude intellectuelle et une faiblesse plus marquée du côté droit du corps. Du même côté la face était un peu œdématiée, les traits étaient effacés, la paupière tombante, la pupille plus dilatée. De temps en temps le malade paraissait en proie à de violentes terreurs : il regardait ses domestiques ou ses visiteurs avec un air de profond effroi. En présence de cet état, nous avons provoqué l'occlusion tantôt de la paupière gauche et tantôt de la paupière droite. Il nous fut facile alors de constater que de l'œil gauche la vision était normale. Au contraire, l'*œil droit* étant seul ouvert, le malade était repris de ses frayeurs. En l'interrogeant, nous apprîmes qu'il voyait dans chaque personne un assassin, un brigand venu pour le dévaliser. Il prenait un porte-plume pour un couteau, un caillou pour une pièce d'or, etc. En un mot, il dénaturait complètement le milieu dans lequel il se trouvait. Plusieurs fois ces expériences furent renouvelées et à plusieurs jours d'intervalle, toujours avec le même résultat. Si bien qu'ensuite on put observer un phénomène curieux chez ce malade, qui avait conservé une certaine lucidité. Il avait pris l'habitude d'abaisser fréquemment sa paupière droite avec la main, comme pour échapper à ses visions terrifiantes. Alors, en effet, il paraissait plus tranquille.

Nous devons à l'obligeance de M.. Luys une observation du même genre.

Mme C..., âgée de 56 ans, avait toujours joui d'une bonne santé, quand un jour, après des signes d'une hyperhémie cérébrale graduelle, elle perdit connaissance, et, en revenant à elle, se trouva privée en partie de la mémoire et de l'intelligence : le côté gauche du corps était paralysé (mouvement et sensibilité). Dans l'espace de quatre ans, trois attaques nouvelles eurent lieu, à des intervalles plus ou moins longs, durant lesquelles l'intelligence, le sentiment et le mouvement ne restèrent abolis que très incomplètement. Enfin, une nouvelle attaque eut lieu dans une église et l'on conduisit la malade à l'hôpital Necker, service de M. le Dr Luys.

A l'entrée de la malade, on constate que la mémoire et l'intelligence sont en partie conservées. Certains jours il y a de la tristesse, d'autres un peu de gaieté. La malade indique une douleur profonde vers la région temporale droite. Il y a hémiplégie gauche, pas de paralysie partielle de la face ni de la langue ; les mots sont nettement articulés. La déglutition, la miction et la défécation ne sont pas gênées. La sensibilité comme la motilité se trouve atteinte ; le membre inférieur gauche paraît plus complètement paralysé que le supérieur. Il y a anesthésie plus ou moins complète de ce côté, depuis la face jusqu'à l'extrémité inférieure. Enfin, on constate la perte de l'ouïe et de l'odorat du côté gauche. Mais les phénomènes les plus remarquables sont ceux que présente l'appareil de la vision. Si l'on ferme l'œil droit de la malade, et qu'on présente à son *œil gauche* des objets de nature et de coloration différentes, on est étonné de la perturbation fonctionnelle de cet œil. y a là une amaurose incomplète, d'origine cérébrale. La malade confond les objets qu'on lui montre ; elle ne distingue pas plus l'objet placé de face, de côté ou obliquement. En outre, il y a achromatopsie. Que si, au contraire, les couleurs et les objets sont présentés à son œil droit, il y a à l'instant rectification de la vision gauche.

Il faut bien admettre, dans ces différents cas, que l'activité cérébrale s'opère d'une façon différente à droite et à gauche. C'est ce qui est prouvé encore par ce fait, observé par tous les micrographes, à savoir que l'objet qu'ils ont longtemps examiné, réapparaît sous forme hallucinatoire, pendant plusieurs heures et même plusieurs jours après l'impression primitive. On raconte même que Thomas Reide eut une hallucination visuelle unilatérale plusieurs semaines après avoir examiné au télescope, de *l'œil droit*, le passage de Vénus. (*Dagonet, Mal. ment.*, p. 105.)

Récemment, M. le professeur Ball a communiqué à l'Académie de médecine une observation des plus caractéristiques (1), dont nous relevons quelques traits.

A la suite d'une inflammation chronique de l'oreille moyenne, le jeune homme qui en fait l'objet fut pris d'hallucinations de l'ouïe limitées au côté malade, le *côté gauche*. Un fait qui nous intéresse chez lui, c'est qu'après avoir cru que les bruits et les voix qu'il entendait étaient réels, il put se convaincre qu'ils n'avaient rien de fondé ; aussi, lorsqu'il entendait des injures, il revenait vite à lui et se mettait à rire en se disant : « C'est mon oreille qui me fait cela ! » Il garda toujours sa lucidité complète, jusqu'à ce qu'un traitement local fît disparaître le phénomène.

Un autre malade de M. le professeur Ball se croyait le secrétaire du Très-Haut. Il s'imaginait qu'il écrivait constamment sous la dictée divine et il percevait la parole de Dieu uniquement par *l'oreille gauche* (2).

Contrairement à ce qui se produisait chez ce malade, il arrive parfois que le sujet croit qu'une voix répète tout ce qu'il pense et que cette voix sort par *une seule* de ses oreilles (3). Comme dans les autres cas, l'hallucination est bien unilatérale.

En résumé, nous venons de voir, en empruntant nos

(1) Encéphale, 1882, p. 1.
(2) Encéphale, 1882, p. 195.
(3) Moreau (de Tours). Haschich et aliénation mentale, p. 355 et 331.

preuves au domaine de l'anatomie, de la physiologie et de
la pathologie, qu'il y a des faits indiscutables dans lesquels la dualité fonctionnelle du cerveau peut être démon-
trée. Nous voyons, d'une part, que chaque hémisphère
n'est pas semblable à son congénère, au point de vue de son
poids, de sa forme, et au point de vue de la disposition des
canaux sanguins qui lui donnent la vie et le mettent en activité. D'autre part, dans le même ordre d'idées, nous
voyons que cette dissemblance organique fondamentale
est susceptible de se révéler par des modalités fonctionnelles indépendantes. C'est ainsi que l'hémisphère gauche
et l'hémisphère droit peuvent simultanément concourir à
un acte psychique, et dans d'autres circonstances, physiologiques et pathologiques, se manifester d'une façon indépendante, comme dans l'action de jouer des instruments
de musique, d'écrire, de parler, dans ces phénomènes
bizarres d'hémicatalepsie et d'hémiléthargie, et surtout
dans les hallucinations unilatérales.

C'est en effet dans l'ordre des phénomènes psychopa-
hiques que ce fractionnement possible des opérations du
cerveau revêt ses caractères de plus grande netteté, et donne
lieu à ces états spéciaux dont nous avons cherché à mettre
en saillie l'allure propre. En un mot, c'est dans cette frag-
mentation des opérations mentales qu'il faut chercher le
secret de cette combinaison bizarre de la raison et de la
déraison, de la lucidité compatible avec l'hallucination par
exemple, des impulsions conscientes, etc., phénomènes
qu'on ne peut expliquer autrement que par l'indépendance
de certaines régions saines vis-à-vis d'autres régions morbides du cerveau.

RÉSUMÉ SYMPTOMATOLOGIQUE.

Les conditions pathogéniques des troubles spéciaux que nous avons passés en revue, ne sont autres que celles qui président au développement des psychopathies en général. C'est ainsi que l'hérédité, les constitutions organiques congénitales, les surexcitations passagères de l'activité psycho-intellectuelle, sont les causes qui président le plus souvent à leur développement. Au point de vue somatique on peut considérer comme cause spécialement afférente à notre sujet, les irrégularités de l'incitation vaso-motrice dans l'encéphale, en vertu desquelles l'irrigation se fait à gauche et à droite d'une façon inégale (1).

Par la même modification de la circulation cérébrale, la répartition inégale des processus sclérosiques dans la trame encéphalique peut déterminer aussi des fractionnements psychiques. C'est ainsi que dans la paralysie générale, lorsque le travail de désorganisation n'occupe qu'un hémisphère, on voit des phénomènes de dédoublement très nets se développer.

Les débuts du trouble qui nous occupe sont obscurs et confondus le plus souvent avec les prodromes de la folie en général, ou bien ils disparaissent au milieu des différentes

---

(1) Il semble en effet, chez certains sujets atteints de maladie mentale, dont on étudie la pulsation artérielle, par exemple aux artères temporale et radiale, qu'il y ait des inégalités dans les battements, des interruptions momentanées dans le cours du sang, ce qui indique des conditions spéciales qui influent sans doute sur la circulation locale de la masse encéphalique, et par suite, amènent soit des surexcitations, soit des dépressions fonctionnelles.

formes morbides dans lesquelles ils se présentent, si bien que ce n'est en quelque sorte que d'une façon accidentelle, dans le cours des psychopathies, qu'on est amené à constater ce fractionnement des opérations cérébrales. Néanmoins, on peut dire, d'une manière générale, que c'est dans les premières phases des différents processus morbides que l'on est amené à constater leur existence. C'est, en effet, à cette période où la maladie est encore localisée dans certains territoires de l'écorce, et où la conscience est encore respectée, qu'on se rend le mieux compte des désordres qui sont en train de se produire. L'individu sent qu'il y a une génération d'idées morbides qui s'élève en lui. Il sent qu'il est envahi par des terreurs involontaires, quelquefois même par des tremblements choréïformes, dont il n'est plus le maître. Il a la notion parfois que sa tête se gonfle, s'échauffe, que ses idées travaillent d'une façon anormale, et qu'en un mot, il devient fou. Ce travail de désorganisation des facultés, dans lequel l'individu assiste à l'invasion progressive du mal, annonce clairement l'existence du processus morbide localisé dans certaines régions, à l'exclusion des autres, ce qui prouve une véritable indépendance des activités psychiques.

Suivant les différentes formes de maladie mentale, les phénomènes d'intégrité de la conscience en présence de l'invasion du mal, se présentent sous des formes multiples. Tantôt l'individu a des visions qui le terrifient ; tantôt ce sont des voix, tantôt des perturbations gustatives, tantôt ce sont des impressions viscérales qui mettent sa personnalité en jeu, tantôt encore, et ce sont là les formes les plus caractéristiques, l'individu se sent envahi par des idées morbides insolites, par des impulsions irrésistibles de toute sorte contre lesquelles il lutte et dont il ne triomphe pas toujours. Nous avons rapporté précédemment des exemples de ce combat intérieur, dans lesquels les régions de la personnalité consciente, restant indemnes, ont à subir les assauts réitérés d'une cérébration automatique localement exaltée, et qui prouvent ainsi d'une façon manifeste l'incoordination survenue dans l'unité psychique.

Ces troubles de l'unité psychique, qui font croire parfois au malade qu'il est possédé du démon ou accompagné par un autre lui-même, se retrouvent à des époques variées dans toutes les grandes divisions des vésanies, chez les hallucinés, les maniaques, les mélancoliques, chez les hystériques, les épileptiques, les alcooliques et les paralytiques généraux. C'est principalement chez ces derniers, alors que le processus morbide est inégalement réparti dans un hémisphère et dans l'autre, que nous avons pu mettre en saillie l'inégalité fonctionnelle de chaque hémisphère cérébral (1).

C'est ainsi que les phénomènes de fractionnement des activités psychiques peuvent se révéler la plupart du temps par des états variés d'incertitude, de tergiversation, de scrupules exagérés, d'inquiétudes mal définies, dans lesquels les individus, incertains de ce qu'ils doivent faire, veulent et ne veulent pas en même temps, se sentent tiraillés par deux forces opposées et se fatiguent, impuissants, dans une lutte de tous les instants. Ce qui est caractéristique dans tous ces états que nous avons passés successivement en revue, c'est l'intégrité de la personnalité consciente, qui assiste à toutes ces oscillations mor-

(1) Chez un de nos malades, dont il a été question plus haut, nous avons vu ce fait d'une manière caractéristique. Avec un œil, il jugeait sainement tout ce qui l'entourait, et avec l'autre, il avait des illusions, des hallucinations et tout le cortège habituel de la folie. Lorsque les deux yeux restaient ouverts, la résultante de ces deux forces opposées se traduisait par une demi-excitation et des moments de calme ou d'excitation.

bides, les subit et fait effort pour leur résister. — Au point de vue du pronostic on peut dire que la raison succombe tôt ou tard dans cette lutte inégale.

Il est toute une autre série de phénomènes psychiques, qui ont avec les idées que nous poursuivons certains caractères communs et cependant qui s'en éloignent à d'autres points de vue. Ce sont les cas d'alternance de deux états différents, tels que ceux rapportés par MM. Azam et Dufay. Ces cas de double conscience, dont l'interprétation physiologique est encore l'objet des plus grandes incertitudes, pourraient être cités ici comme des exemples, non pas du fractionnement simultané des activités psychiques, mais comme une véritable succession fonctionnelle de ces mêmes activités, qui alternent l'une avec l'autre et se relayent réciproquement. Dans ces faits si intéressants, il importe de remarquer que les régions conscientes du cerveau sont en grande partie englobées, elles aussi, dans cet état nouveau de cérébration automatique. Et comme la *condition seconde* est tout à fait différente de la *condition prime*, on est porté à admettre qu'il y a successivement une prépondérance fonctionnelle de deux régions différentes du cerveau, dont chacune à son tour absorbe toute l'activité dynamique, jusqu'à ce qu'elle retombe dans l'inertie et laisse la place à sa congénère.

Les faits de ce genre sont assez nombreux. Nous ne citerons que les plus saillants. — On doit à M. le professeur Azam (1) l'histoire bien connue d'une hystérique dont il a pu suivre le dédoublement de la personnalité pendant une période de seize années.

Naturellement sombre, taciturne, mais intelligente et bonne ouvrière, Félida éprouvait parfois *une perte de connaissance* su-

(1) Annales méd. psych., 5ᵉ s. t. XVI, p. 7.

bite, analogue au sommeil et se réveillait dans un état tout différent de ce qu'elle était d'abord. De triste, elle était devenue gaie,
vive, affectueuse, émotive et sensible à l'excès. Puis une nouvelle
perte de connaissance survenait, et elle rentrait dans sa vie normale, sans souvenir de ce qui s'était passé. Cette succession de
deux états si différents devint de plus en plus fréquente, et les
périodes de gaieté et d'exubérance, de *vie seconde*, comme on les a
appelées, ayant grandi peu à peu, arrivèrent à occuper l'existence presque tout entière. Caractère, intelligence, aptitude au
travail, tout s'est trouvé modifié; on pourrait dire que la Felida
de 1876 n'est plus la Félida d'autrefois.

Elle se souvient, pendant ses périodes de *vie seconde*, de tout ce
qui s'est passé pendant les périodes correspondantes et même de
ce qui a eu lieu dans la *vie prime*. Au contraire, quand celle-ci
survient, elle ignore complètement ce qui s'est passé dans la vie
seconde.

Il en résulte qu'à cette époque, étant dans sa vie seconde, elle
se souvient de ce qu'elle a été il y a seize ans, de ce qu'elle est
encore à de rares intervalles, puisque sa mémoire embrasse tous
les événements de sa vie. Quand elle retombera dans sa vie prime,
ignorant tout ce qui s'est passé dans sa vie seconde, elle se trou-
vera exposée aux plus cruels mécomptes, aux froissements les
plus pénibles de sa susceptibilité en éveil. Ce n'est que par l'habitude de ces alternances de souvenir et d'oubli, de ces amnésies
périodiques, et par une grande prudence, par des questions
adroites et détournées, qu'elle arrivera à combler ces lacunes de
son existence.

Plus tard, M. Azam a complété l'histoire de Félida, dont il fait
une somnambule totale (p. 450). Félida perd des quantités de sang
de plus en plus notables par la muqueuse de l'estomac ou de
l'œsophage. Elle a des saignements de nez d'une *seule* narine, la
gauche. Une fois, pendant la nuit, sans blessure d'aucune sorte,
il s'est écoulé, par exsudation, de la partie postérieure de la tête,
une notable quantité de sang. Spontanément une *moitié* de sa face
rougit, ou bien l'on voit apparaître des points rouges épars sur
les membres du *même côté*, et ces points donnent une vive sensation de chaleur, presque de brûlure. Ces sensations s'accompa-
gnent d'un gonflement local quelquefois si marqué, qu'un jour,
Félida étant dans la rue, le gant qui recouvrait sa main gauche

en a craqué. Très souvent elle est sourde de l'oreille gauche. Enfin, détail qui a été omis, il arrive parfois que la transition d'un
état à l'autre se fait pendant le sommeil.

Dans cette observation il importe de remarquer, au point
de vue de l'interprétation physiologique, que Félida était
hystérique, sujette à des troubles nombreux de la circulation sanguine, et que les accidents de toute sorte prédo-
minaient d'un côté du corps.

Un cas presque identique à celui de Félida a été observé
par M. Dufay (1).

Une demoiselle R. L... était sujette à des accès de somnambulisme qui survenaient pendant le sommeil, ou, le plus souvent,
pendant la veille, et étaient alors précédés d'une *perte de connaissance* de quelques secondes. Puis elle entrait dans sa seconde vie.
Alors elle devenait plus franche, plus confiante, montrait une
grande suractivité psychique et sensorielle, tandis que dans son
autre état elle se faisait remarquer par sa réserve et sa retenue.
En somnambulisme elle parlait nègre, remplaçant le prénom *je*
par *moi*, comme les enfants, et usant de la troisième personne du
verbe à la place de la première. « Quand *moi est bête* » signifiait
quand je ne suis pas en somnambulisme. Elle parlait aussi de «la
fille bête » et, après une confidence, suppliait qu'on n'en parlât
pas « à l'autre » parce que « *moi sait* qu'*elle* ne veut pas confier
cela à vous ; *elle* en serait très malheureuse. »
Comme chez Félida, remarque M. Dufay, il y a amnésie périodique dans l'état normal et *mémoire double* dans l'état anormal.
Chez ces deux malades, il y a dédoublement, certain pour elles,
de la personnalité, et surtout chez la seconde, qui parle d'elle à
la troisième personne. C'est une erreur de conscience qui me paraît, dit-il, résulter précisément de la double mémoire ou du
souvenir de deux états pendant la période d'état anormal. Chacune d'elles sent en elle une autre personne qui ne sait pas tout
ce qu'elle sait elle-même (2).

(1) Annales méd. psych., 5ᵉ s., t. XVI, p. 264.
(2) En examinant dans leur ensemble la marche des phénomènes
psychiques décrits par MM. Azam et Dufay, et dans lesquels on voit

Le cas le plus parfait peut-être, comme dédoublement de la personnalité, a été rapporté par Macnish (1).

« Une jeune dame américaine, au bout d'un *sommeil prolongé*, perdit la connaissance de tout ce qu'elle avait appris. Sa mémoire était devenue table rase. Elle fut obligée d'apprendre de nouveau à épeler, à lire, à écrire, à calculer, à connaître les objets et les personnes qui l'entouraient. Quelques mois après, elle fut reprise d'un *profond sommeil*, et, quand elle se réveilla, elle se retrouva telle qu'elle était avant son premier sommeil, ayant toutes ses connaissances et ses souvenirs de jeunesse, par contre ayant complètement oublié ce qui s'était passé entre ses deux accès. » Pendant quatre années et au delà, elle a passé périodiquement d'un état à l'autre, *toujours à la suite d'un long et profond sommeil...* « Sa première manière d'être, elle l'appelle maintenant l'ancien état, et sa seconde, le nouvel état. Elle a aussi peu conscience de son double personnage que deux personnes distinctes

des états différents se succéder chez le même sujet et se correspondre régulièrement, de condition prime en condition prime et de condition seconde en condition seconde, on ne peut s'empêcher invinciblement de songer aux manifestations de la folie périodique qui, chez le même sujet, dans un temps déterminé, se succèdent et se répètent d'une façon parallèle, et d'une autre part, à ces troubles si caractéristiques que l'on rencontre chez les épileptiques, les hystéro-épileptiques (et même les alcooliques), lesquels, pendant une attaque, répètent certains actes, certaines paroles, qui ont signalé les attaques précédentes, et dont ils n'ont aucune conscience pendant la période de lucidité. Et de même on trouve de grandes analogies entre ces états anormaux et ces obnubilations passagères de la conscience décrites par M. Luys (Encéphale, 1881, p. 251), où le malade se comporte avec une apparence de lucidité complète et ne garde ensuite aucun souvenir de ce qui s'est passé pendant ce laps de temps.—Nous rapprochons à dessein ces différents troubles des formes alternantes si bien décrites par MM. Azam et Dufay, pour montrer que, quelqu'extraordinaires qu'elles paraissent, elles ne sont pas cependant sans connexion avec des faits similaires, et qu'elles appartiennent en réalité, dans le domaine de l'observation clinique, à un genre très vaste dont les espèces sont encore mal définies.

(1) Taine. De l'intelligence, 3e édit., t. I, p. 156.

n'en ont de leurs natures respectives. Par exemple, dans son ancien état, elle possède toutes ses connaissances primitives. Dans
le nouvel état, elle a seulement celles qu'elle a pu acquérir depuis sa maladie. Dans l'ancien état, elle a une belle écriture;
dans le nouveau, elle n'a qu'une pauvre écriture maladroite,
ayant eu trop peu de temps pour s'exercer. Si un monsieur ou une
dame lui sont présentés dans un des deux états, cela ne suffit
pas; elle doit, pour les connaître d'une manière suffisante, prendre connaissance d'eux dans les deux états. Il en est de même des
autres choses. A présent, la dame et sa famille sont capables de
conduire l'affaire sans trop d'embarras; ils savent seulement
qu'elle est dans l'ancien ou le nouvel état et se gouvernent en
conséquence (1).

Dans toutes ces observations, on voit que les deux états
différents, au lieu d'être contemporains, se succèdent l'un
à l'autre dans une indépendance plus ou moins absolue,
de sorte qu'on peut encore dire que ce sont des régions
différentes du cerveau qui entrent isolément en activité
pour constituer chacun d'eux.

(1) M. Dunn a également publié une observation du même genre. Il
s'agit d'une jeune femme qui eut une période amnésique d'une année,
précédée et suivie d'une perte de connaissance, et pendant laquelle elle
recouvra peu à peu ses connaissances complètement perdues au début
de l'accès (Carpenter, mental physiology, p. 460 et ibidem, p. 597).
Récemment le Dr Camuset a rapporté le fait d'un jeune homme chez
lequel deux violentes attaques d'hystérie avaient marqué le commence-
ment et la fin d'une longue période, pendant laquelle l'état moral et
physique de l'individu avait été complètement modifié. Revenu à son
état antérieur, le sujet avait oublié tout ce qui se rapportait à cette sorte
de seconde vie (Annales méd. psych., 6° s., t. VII, p. 75.)
Nous avons insisté, dans ces exemples, qu'il serait facile de multiplier,
sur la perte de connaissance qui sépare toujours les deux états différents. Elle indique un renversement complet de l'activité physiologique
du cerveau, et semble sous la dépendance d'un trouble de la circulation
sanguine de cet organe.

Il résulte des détails dans lesquels nous sommes entré, que la *marche* du fractionnement des opérations cérébrales est variable. Cependant on peut dire qu'en général le processus morbide qui l'occasionne s'accentue de plus en plus et finit par arriver à constituer la démence. Le plus souvent cette marche envahissante est uniforme. Dans d'autres circonstances elle paraît présenter des rémissions, et même de véritables alternances, comme dans les observations rapportées en dernier lieu. En particulier chez les paralytiques généraux, ce trouble est fugace et peut apparaître ou cesser après des attaques congestives.

Sa *durée* est presque toujours longue, et il ne disparaît souvent que quand survient la démence. Son *pronostic* est donc très grave. Cependant, comme il implique la persistance à l'état sain de certaines régions du cerveau, il peut se prolonger parfois indéfiniment. Même dans les maladies à évolution fatale, comme dans la paralysie générale, il se montre chez des sujets dont une notable partie du cerveau est respectée, ce qui leur permet de fournir une carrière relativement longue.

Sa *terminaison* est donc la démence, à plus ou moins courte échéance, à moins que la chronicité ne s'établisse comme on le voit souvent dans l'hystérie. La guérison, croyons-nous, ne serait jamais qu'apparente et temporaire.

Considérations médico-légales. — Dans quelles limites l'individu, qui a conscience des impulsions dont il est poursuivi, est-il responsable au point de vue criminel? Il est évident que celui qui se sent ainsi entraîné par lui-même à commettre certains actes, cesse d'être dans les conditions normales de l'unité psychique. Par cela même qu'il sent naître en lui des pensées qu'il n'est pas capable de diriger, il cesse d'être régulièrement équilibré comme ses semblables et par conséquent de juger et de sentir comme les autres hommes. Il leur devient étranger, et, par cela même, aliéné et irresponsable. C'est ainsi que chez les hallucinés, les épileptiques, les paralytiques généraux etc., l'absence de liberté morale s'indique d'elle-même du moment que le diagnostic est régulièrement constitué.

Si l'on peut être aussi affirmatif, dans ces cas où le malade est nettement classé dans un cadre pathologique, il faut reconnaître combien, dans certaines circonstances, lorsque la conscience est complètement obscurcie, comme chez les épileptiques, ou même lorsqu'elle semble éveillée, comme dans le cas de Félida, l'appréciation de l'état mental du sujet devient une chose délicate. Quand on se rapporte en effet aux différentes modalités de la condition seconde et de la condition prime, on peut se trouver fort embarrassé et se demander réellement, au point de vue d'un acte civil, d'une donation ou d'un acte criminel, à quel moment se trouve parfaitement dégagée de toute obsession morbide la personnalité consciente, et à quel moment la lucidité peut être légitimement reconnue. Ce sont des points qui intéressent en même temps le médecin légiste et le psychologue, et que nous laisserons à d'autres le soin de traiter comme il convient. Nous ferons seulement remarquer combien ce sujet est délicat et incomplètement exploré. En effet l'individu peut présenter toutes les apparences de la vie normale et cependant n'être pas tel aujourd'hui qu'il sera demain ou dans un mois, de sorte qu'il répudiera alors, et à bon droit, les actes ou les engagements d'un autre lui-même.

CONCLUSIONS

L'ensemble des facultés mentales, qui, à l'état normal, paraissent constituer une unité parfaite, peut être troublé dans certaines circonstances. Il se produit alors un véritable fractionnement des opérations cérébrales, avec indépendance plus ou moins absolue de leurs différentes parties.

Il est reconnu en effet que les instruments de l'activité psycho-intellectuelle, les hémisphères cérébraux, peuvent, à l'occasion de certains actes, manifester leurs fonctions d'une manière isolée. Ainsi c'est l'hémisphère gauche (dont la supériorité est établie sur beaucoup de points), qui entre particulièrement en activité dans l'expression de la parole et du langage écrit. De même, dans d'autres circonstances, comme dans l'action de jouer des instruments de musique et en particulier du piano, cette dissociation des actes psychiques opparaît très nettement.

Aussi peut-on dire, en s'appuyant sur ces faits et sur d'autres que nous avons également développés, que les deux hémisphères cérébraux sont susceptibles d'avoir une action indépendante et qu'il est vraisemblable que c'est cette action indépendante qui constitue le dédoublement des facultés mentales, observé dans certains cas.

D'un autre côté, l'indépendance des différents territoires vasculaires de l'écorce et surtout du système circulatoire de l'écorce vis-à-vis du système des noyaux opto-striés, implique la possibilité du fonctionnement isolé de telle ou telle région. suivant que le sang y afflue avec plus ou moins d'abondance que dans le reste de l'organe. C'est donc ainsi que des foyers d'activité morbide peuvent se développer dans l'encéphale et que certaines régions sont susceptibles d'entrer en période d'éréthisme tandis que d'autres sont plongées dans le collapsus fonctionnel.

Ce que nous avons dit à propos de l'indépendance des deux hémisphères s'applique donc également aux différentes parties qui constituent chacun d'eux.

C'est principalement dans les psychopathies que ces phénomènes d'isolement ou de fractionnement des opérations cérébrales se manifestent, et, il faut bien le dire, c'est l'essence même de la folie que de se présenter avec ce désaccord, cette rupture de l'unité psychique. Dans diverses formes avec conservation de la conscience, l'individu envahi a la notion des troubles qui s'opèrent en lui-même. Il se sent menacé et il lutte, d'une façon la plupart du temps désespérée, contre la maladie qui le poursuit (impuissance de la volonté, phénomènes impulsifs, terreurs hallucinatoires, illusions hypochondriaques, etc.). Dans d'autres circonstances, cette notion du combat intérieur entre l'idée morbide et la conscience n'existe plus : la conscience est elle-même entraînée dans le cycle pathologique. Elle est plus ou moins incomplètement constituée et privée des matériaux de la mémoire. Alors elle participe aux opérations mentales nouvelles, et c'est ainsi, comme dans le cas de Macnish, qu'on voit certains malades qui ont assez de lucidité pour pouvoir prendre notion du monde extérieur et qui ne sont plus au complet au point de vue de l'unité psychique.

Dans ces formes insolites de la vie mentale, on pourrait supposer que le fractionnement des opérations cérébrales, au lieu de se manifester d'une façon simultanée, se révèle au contraire d'une façon alternante par la mise en jeu successive de différentes régions cérébrales.

REVUE BIBLIOGRAPHIQUE COMPLÉMENTAIRE (1).

B. Ball. — De la torpeur cérébrale, Encéphale, 1881, p. 369.

Bastian-Charlton. — Le cerveau, organe de la pensée. Bibliothèque internationale, 1882.

Brosius. — Ueber den Trieb und den Willen. Allgem. Zeitschr. f. Psych., 1861, XVIII, p. 173.

Buchez. — Annales méd. psych., 2e s. t. VI, p. 292,

W. G. Davies. — Conscience et cerveau inconscient. Ann. méd. psych., 5e s. t. XVII, p. 113.

Delaunay (Gaëtan). — Biologie comparée du côté droit et du côté gauche, thèse Paris, 1874.

— Etudes de biologie comparée, 1878-1879.

Demme. — Ueber ungleiche Grosse beider Hirnhaelften. Wurzb, 1831.

Despine (Prosper). — Etude sur le somnambulisme, Paris, 1880.

Esquirol. — Maladies mentales, 1838, t. II, p. 97-98.

De Fleury (Armand). Dynamisme comparé des hémisphères cérébraux, Paris, 1873. Association française, section Bordeaux.

Follet. — Considérations théoriques et pratiques sur l'oblitération et l'aberration de l'esprit, déduites de 300 autopsies, 1854.

Friedreich. — Algemeine pathol. d. psych. Krankh. Erlangen, 1839.

Hollands. — On the brain as a double organ, Chapters on mental physiology, London, 1858.

Hollard (Henry). — Medical notes and reflexions, 2e édit. 1840, p. 172.

Hughes. — Du vicariat des fonctions des hémisphères cérébraux et des circonvolutions. Annales méd., psych., 1878, p. 468.

Huppert. — Du dédoublement de la perception et de la pensée. Annales méd. psych, 5e s. t. V, p. 471.

(1) Destinée à reconstituer l'historique trop vaste de la question.

— Du dédoublement de la conception. Ann. méd. psych, 5ᵉ s. t. X, p. 173.

Janet. — Lettre. Annales méd. psych, 5. s. t. XVI, p. 448.

Knop. — Die paradoxie des Willens. Leipsig, 1863.

Kraus. — De paradoxo, thèse Königsberg 1781.

Littré. — Double conscience. Philosophie positive, septembre, 1878.

— Philosophie pos.., mai 1875, p. 321.

Luys. — Le cerveau et ses fonctions. Bibl. internationale.

— Etudes de physiologie et de pathologie cérébrales. Paris, 1874.

— Traité clinique et pratique des maladies mentales, Paris, 1881.

Meinard Simon du Pui. — De affectionibus morbosis hominis dextri et sinistri. Leyde., 1780.

Moilin Tony. — Quelques considérations sur l'homme droit et sur l'homme gauche, 1855.

Peghoux. — De la symétrie dans le corps de l'homme, thèse Paris, 1822.

Roques. — Défaut de symétrie de plusieurs organes. Bull. Soc. d'anthrop., 1869, p. 727.

Taine. — Les éléments et la formation du moi. Revue philosoph que, mars, 1876.

Wigan. — Duality of mind. London, 1844.